Von innen heraus lindern

Neurodermitis wird in der Regel durch eine allergische Reaktion ausgelöst, deren Ursache es zu finden gilt. Wichtig ist es also vor allem, sich selbst besser kennenzulernen, mit Mut, Selbstvertrauen und viel Durchhaltevermögen die ganz persönlichen unverträglichen Lebensmittel aufzuspüren und schließlich die Ernährung umzustellen. Die Ratschläge und Rezepte in diesem Buch bieten Ihnen dabei einen Leitfaden, an den Sie sich konsequent halten sollten. Sie zeigen Ihnen einen Weg aus dem Labyrinth der rätselhaften Erkrankung Neurodermitis und helfen dabei, die Krankheit von innen heraus zu lindern.

Dr. med. Lidia Libal

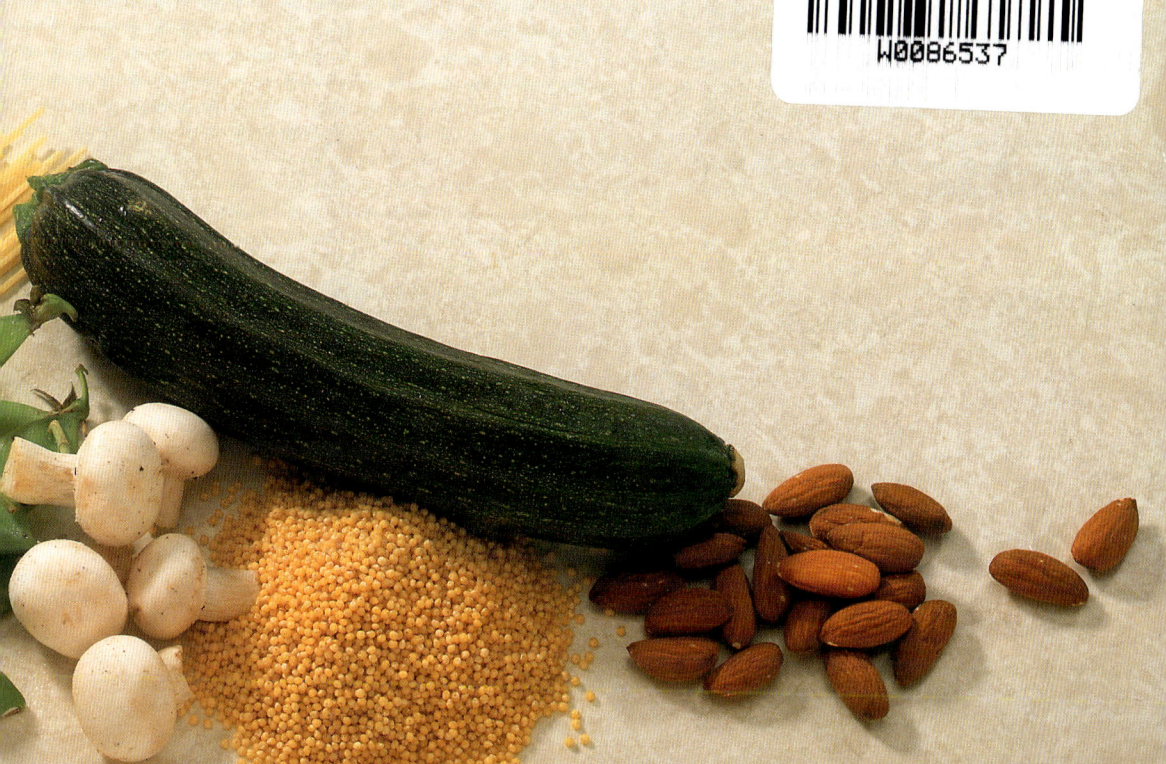

INHALT

Abkürzungen bei den Nährwertangaben

kJ	Kilojoule
kcal	Kilokalorien
EW	Eiweiß
F	Fett
KH	Kohlenhydrate

Die Rolle der Haut

Die Haut ist im wahren Sinn des Wortes ein Organsystem. Sie bedeckt nicht nur die ganze äußere Fläche unseres Körpers, sondern ist auch ein Spiegelbild des inneren Geschehens, des allgemeinen Gesundheitszustandes. Jede starke emotionale Belastung ist an der Farbe der Haut abzulesen, sie rötet sich oder wird sichtbar blasser. Durch die Poren der Haut werden viel Giftstoffe, sogenannte Toxine, ausgeschieden. Und sie spielt bei der Temperaturregulierung eine wichtige Rolle. Nicht zu vergessen ist auch ihre Abwehrkraft, zum Beispiel um schädliche Umwelteinflüsse zu »verarbeiten«.

Alle diese wichtigen Funktionen kann jedoch nur eine gesunde Haut erfüllen. Für die äußerliche, kosmetische Behandlung gibt es dafür heutzutage eine breite Produkt-Palette. Was aber macht man, wenn die Hautschädigung von innen kommt? Im Grunde erscheint es ganz logisch, daß in diesem Fall auch von innen behandelt werden muß. Und damit wären wir auch schon bei Neurodermitis und ihrer Behandlung angelangt.

Was ist Neurodermitis?

Um die richtige Definition einer Krankheit zu finden, ist es nötig, die genaue Ätiologie (Erkrankungsursache), Pathogenie (Erkrankungsmechanismus) und Symptomatik (Erkrankungserscheinungen) genau zu kennen und auch zu beherrschen. Erst dann hat der Mediziner die Möglichkeit, die richtige Behandlung für jeden individuellen Fall zu finden.

Trotz der enormen Vielfalt der Untersuchungsmöglichkeiten, die in den letzten Jahrzehnten stetig erweitert wurden, sind bis heute viele Erkrankungen und deren Ursachen rätselhaft geblieben. Zu diesen Krankheiten gehört auch die Neurodermitis. Sie ist eine undurchsichtige Erkrankung der Haut, für deren Ursache eine ganze Palette an Vermutungen aufgezählt werden kann: allergische Reaktion, Immunschwäche oder sogar autoimmune Reaktion, genetisch angelegt, also vererbt oder psychosomatisch, sprich seelisch bedingt. Nicht auszuschließen ist auch eine Kombination von mehreren oder gar allen angesprochenen Faktoren.

Wer sind die Betroffenen?

Auch diese Frage ist schwer zu beantworten, denn die Krankheit haben sowohl Männer als auch Frauen, Jugendliche wie Säuglinge oder ältere Patienten, die vorher nie an einer Hauterkrankung litten. Die Patienten stammen aus Familien mit mehreren Betroffenen oder aus solchen, wo nur einer oder kein Neurodermitis-Fall bekannt ist. Deshalb ist diese Krankheit für Mediziner bis heute gerade in dieser Hinsicht »ein ungelöstes Geheimnis«.

Welche Rolle spielen Psyche und Ernährung?

Neurodermitis tritt seit einigen Jahren immer häufiger auf. Das hatte und hat nicht nur eine intensive Auseinandersetzung mit dieser Krankheit zur Folge, sondern auch immer neue Fragen aufgeworfen. Einiges steht aber inzwischen fest: Sowohl die Ernährung als auch die Psyche spielen bei Neurodermitikern eine entscheidende Rolle – auch wenn mancher Laie dies lächelnd anzweifeln wird.

Ernährung und Haut, das ist für viele ein verwirrender Zusammenhang. Der Appetit ist gut, der Patient hat weder Magenschmerzen noch Probleme mit dem Stuhlgang – und trotzdem wird versucht, ihm klarzumachen, daß mit seiner Ernährung etwas nicht stimmt. Und noch rätselhafter erscheint der Zusammenhang zwischen Haut und Psyche, zum Beispiel in Form von Streß oder Depressionen. Dauerhafte psychische Belastungen lösen auf der Haut Juckreiz, Rötungen und Trockenheit aus.

Und oft ist die Psyche nicht nur Auslöser dieser Hauterkrankung, vielmehr wirkt beides zusammen und führt zu einem regelrechten Teufelskreis. Viele Neurodermitiker leben Tag und Nacht mit einer tiefgreifenden seelischen Belastung und bedürfen dringend der Hilfe und Unterstützung.

Behandlungsmöglich-keiten

Jede Erkrankung ist ein Angriff auf Körper und Seele! Die Mehrzahl der Patienten, die an Neurodermitis erkrankt sind, haben langjährige Cortisonbehandlungen hinter sich, mußten aber dennoch die Erfahrung machen, daß die Symptome wie Juckreiz, Hautrötung und -trockenheit nie ganz ausgeheilt waren, sondern immer wieder kamen. Die Cortisonbehandlung ist sicher nicht falsch, aber sie ist eben leider nur eine symptomatische Therapie, das heißt sie behandelt die Folgen, aber nicht die Ursachen der Krankheit.

Die Erfahrung mit Neurodermitikern, die ihre Ernährung umgestellt haben und die neue Kostform konsequent weiterführen, hat bewiesen, daß die Cortisontherapie nicht mehr notwendig war. Man muß sich das in etwa so vorstellen: Im Körper des Neurodermitikers spielt sich ein Kampf ab, der im Darm beginnt und auf der Oberfläche der Haut endet. Es genügt nicht, die offensichtlichen Zeichen dieses Kampfes mit juckreizstillenden und fettenden Salben abzudecken, sondern es gilt, die Tiefen zu erforschen und hier einzugreifen.

Die Ernährung

Um unseren Organismus am Leben zu erhalten, muß er über die Atemorgane Sauerstoff aufnehmen und benötigt zudem eine gewisse Menge an Nahrung. Diese Nahrung sollte neben Kohlenhydraten, Fetten und Eiweiß auch Vitamine und Mineralstoffe in ausreichenden Mengen enthalten. Die Verwertung der Inhaltsstoffe der Nahrungsmittel beginnt bereits im Mund, nämlich durch Zerkleinern beim Kauen. Anschließend gelangen die Speisen in den Magen, werden weiter zerkleinert und mit Magensäften vermischt. Der wichtigste Prozeß, den man als Digestion (Verdauung) und Resorption (Wiederaufnahme, zum Beispiel in die Blutbahn) bezeichnet, findet im Dünndarm und im Dickdarm statt. Damit die Verdauung bis zur Ausscheidung tadellos ablaufen kann, muß die Darmflora intakt sein. Als Darmflora bezeichnet man eine Vielzahl von Bakterien, die den Darm in Kolonien bevölkern und deren Gleichgewicht ein mikroökologisches System bildet. Die geringste Störung dieses Gleichgewichtes, zum Beispiel durch Eindringen fremder Bakterien oder durch Pilze, führt zu einer Verschiebung des pH-Wertes, sprich des Säure-Basen-Verhältnisses. Als Folge entstehen Verdauungsstörungen wie Blähungen oder Durchfall oder eben auch Hautveränderungen wie im Fall der Neurodermitis.

Darmsanierung

Obwohl bislang die Ursache von Neurodermitis noch unbekannt ist, tritt in den letzten Jahren ein Zusammenhang zwischen allergisch veranlagten Menschen, die beispielsweise an einer Nahrungsmittel- oder Kontaktallergie, Asthma oder Heuschnupfen leiden und litten und dem Ausbruch von Neurodermitis zutage. Bei Patienten, die an Neurodermitis leiden, ergibt die Stuhluntersuchung in 90% der Fälle eine schwere Schädigung der Darmflora. Wie bereits erwähnt, entwickeln sich im Darm pathogene (krankheitserregende) Keime und Pilze, die durch ihre Toxine (Bakterien) zu einer Abwehrschwäche und oft zu allergischen Reaktionen führen. Dadurch werden die physiologischen (wichtigen) Bakterien unterdrückt, und durch das Ungleichgewicht von Säuren und Basen entsteht eine Übersäuerung. Diese ermöglicht eine vermehrte Besiedelung mit krankheitserregenden Keimen und Pilzen.

Die sogenannte Darmsanierung muß daher von jedem Patienten gewissenhaft befolgt werden. Die Behandlung, die als Ziel die Wiederherstellung einer physiologischen Darmflora, die Beseitigung der Verdauungsstörungen und das Abklingen der damit verbundenen Hautveränderungen hat, sollte immer unter ärztlicher Aufsicht durchgeführt werden, da es sich um eine medikamentöse Therapie handelt. Gleichzeitig ist eine Ernährungsberatung sehr empfehlenswert.

Damit eine Ernährungsumstellung erfolgreich ist, ist in jedem Fall eine gleichzeitige Darmsanierung erforderlich.

Warum Ernährungs-umstellung?

Daß falsche Ernährung krank machen kann, bezweifelt heut-zutage niemand mehr. Daher sollten alle Beteiligten die Chance, die sich hierbei bietet, ergreifen und versuchen, durch richtige Ernährung gesund zu werden. Das ist zwar zunächst leichter gesagt als getan, doch mit ein bißchen Hilfe gibt es Hoffnung. Sigrid Prusko wendet sich mit diesem Buch und den Rezepten an alle Neurodermiti-ker, die sich entschließen, zur konsequenten Selbsthilfe zu grei-fen. Selbsthilfe heißt, sich selbst besser kennenzulernen und die Ernährung individuell und be-wußt umzustellen. Am Anfang steht eine konsequente Selbst-erforschung, um herauszufin-den, welche Lebensmittel nicht vertragen werden, um dann die Ernährung entsprechend zu än-dern. Dieser Weg ist nicht im-mer leicht, aber wer ihn mit Durchhaltevermögen beschrei-tet, wird sehen, daß er zu er-staunlichen Ergebnissen führt, daß das Selbstvertrauen ge-stärkt wird und die positive Ein-stellung neuen Lebensmut bringt. Und eines ist ganz gewiß: un-angenehme Nebenwirkungen sind nicht zu befürchten.

Die Praxiserfahrung

Als Ärztin der Allgemeinmedizin habe ich immer wieder Neuro-dermitiker behandelt. Es waren Patienten mit unterschiedlicher Vorgeschichte, vom Säugling bis zu 70- oder 80jährigen. Es waren Patienten mit leichten Er-scheinungen bis zu sehr schwe-ren Fällen, deren ganze Haut-fläche gerötet, ausgetrocknet oder nässend war. Das Leiden dieser Menschen ist schwer zu beschreiben, sie sind geplagt von einem fast ununterbroche-nen Juckreiz, der sie nachts nicht zur Ruhe kommen läßt und psychische Schäden hinterlas-sen kann, denn es ist nicht im-mer leicht, die neugierigen Blicke der Passanten zu ertra-gen. Die Metamorphose (Ver-wandlung) dieser Patienten war bereits nach den ersten Wo-chen sichtbar, wenn sie sich für eine Darmsanierung und eine Ernährungsumstellung mit Hilfe von Frau Prusko entschieden hatten.

Auch wenn es mal zu einem Mißerfolg kommt, sollten Sie auf dem schwierigen Weg der Ernährungsumstellung nicht den Mut verlieren, denn die Struktur jedes Menschen ist unterschied-lich und da es deshalb keine festen Regeln zur Gesundung gibt, kann die Suche nach dem richtigen Weg eine Weile dau-ern. Gerade darum ist es so wichtig, sich selbst besser ken-nenzulernen. Sie werden die Er-fahrung machen, daß es für je-den, also auch für Sie, die Möglichkeit eines besseren Le-bens gibt.

Adressen von Instituten:

Labor Dr. Hauss
Ärztliche und mikrobiologische Leitung
Postfach 12 07, Kieler Str. 71
24340 Eckernförde

Institut für Mikroökologie
Kornmarkt 34
35727 Herborn
Tel. 0 27 72/4 10 33

Institut für angewandte Kinesio-logie
Zasiusstr. 67
79102 Freiburg

Brüggemann Institut GmbH
Postfach 11 05
82131 Gauting

Internationale Gesellschaft für ganzheitliche Zahnmedizin e.V.
Franz-Knauf-Str. 2–4
69115 Heidelberg

Institut für Umweltkrankheiten
Im Kurpark 1
34308 Bad Emstal
Tel. 0 56 24/80 61

MEDIZINISCHE EINFÜHRUNG

Hilfe für alle

Patienten, die an Neurodermitis erkrankt sind, oder deren Angehörige sind vor allem im alltäglichen Leben oft überfordert. Von allen Seiten kommen wohlgemeinte Ratschläge, die sich teilweise sogar gegenseitig in Frage stellen und das Angebot an Nahrungsmitteln – besonders auch an Fertigprodukten – ist so reichhaltig, daß die Wahl schon durch dieses Überangebot erschwert wird. Hinzu kommt, daß viele durch den Trend zum schnellen Essen – sowohl was die Zubereitung, als auch was das Essen selbst betrifft – das Kochen nicht gelernt oder wieder verlernt haben. Sie können deshalb durch eine Nahrungsumstellung regelrecht in Streß geraten, der sich dann ebenfalls auf der Haut bemerkbar machen kann.

Allen diesen Menschen stehen wir in der Neurodermitis-Beratungsstelle in Hannover mit Rat und Tat zur Seite.

Angefangen hat die Beschäftigung mit der Neurodermitis für mich durch die Erkrankung meiner Tochter im Alter von drei Monaten. Die Odyssee von Arzt zu Arzt brachte weder mir noch meiner Tochter die ersehnte Hilfe. In meiner Verzweiflung wurde ich selbst aktiv und begann, mit der Ernährung zu experimentieren. Nach und nach strich ich alle Milchprodukte und Eier vom Speiseplan. Das brachte bereits eine erste Linderung. Danach mußte das Kind lernen, auf zuckerhaltige Spei-

sen und auf Naschereien zu verzichten. Das war vor allem anfangs bitter, wurde aber mit einer weiteren Besserung belohnt. Inzwischen ist meine Tochter schon seit einigen Jahren beschwerdefrei.

Gewohnheiten aufbrechen

Unsere teilweise eingefahrenen Ernährungsgewohnheiten haben dazu beigetragen, daß Menschen immer empfindlicher auf bestimmte Lebensmittel, die für viele zu den Grundnahrungsmitteln zählen, reagieren. An erster Stelle sind hier zu nennen: Kuhmilch, Getreide (vor allem Weizen), Zucker und Schweinefleisch. Diese Zutaten werden Sie in meinem Kochbuch nicht finden.

Aus ganz bestimmten Zutaten habe ich eine gesunde und abwechslungsreiche Kost zusammengestellt, die sich meiner Erfahrung nach grundsätzlich positiv auf den menschlichen Organismus auswirkt. Vermeiden sollten Sie außerdem zahlreiche Fertig- oder Halbfertigprodukte, die oft zu wenig lebensnotwendige Stoffe, wie Vitamine und Mineralstoffe, dafür aber unerwünschte Stoffe wie Umweltgifte und Konservierungsstoffe enthalten. Diese Produkte sollten Sie ganz von Ihrem Speisezettel streichen oder sich zumindest über die Inhaltsstoffe informieren. Eine gute Hilfe leistet dabei der »GU-Kompaß E-Nummern«, Gräfe und Unzer Verlag.

Was sind Allergene?

Allergene sind Stoffe, die unser Organismus als Feinde betrachtet. Ist das Immunsystem in Ordnung, kann der Körper mit der Abwehr offenbar leichter umgehen. Bei der Krankheit Neurodermitis sind aber auch die Erbanlagen beteiligt. Schon neugeborene Kinder können Symptome zeigen und auf bestimmte Lebensmittel reagieren. Selbst die Muttermilch löst bei einem sensiblen Kind unter Umständen Reaktionen aus. Der oft zitierte Satz »Speikinder sind Gedeihkinder«, ist hier eher fehl am Platz. Vielmehr gilt es, die Ursachen für den Brechreiz herauszufinden, und die liegen häufig in einer Milcheiweiß-Unverträglichkeit, die sich auch in Koliken, Durchfall, Blähungen und regelrechten Schreiattacken bemerkbar machen kann. Kuhmilch hat einen hohen Anteil an Casein, einem Eiweißstoff, worauf der menschliche Organismus allergisch reagieren kann. Milch enthält auch Milchzuckermoleküle (Lactose), die vom gesunden Organismus durch das Enzym Lactase gespalten werden. Bei Menschen, die einen erblich bedingten Lactasemangel haben, bleibt Lactose ungespalten. Die Betroffenen können darauf allergisch reagieren. Viele Säuglinge haben ein sichtbares Zeichen für eine eventuell vorhandene Milchunverträglichkeit, nämlich den sogenannten Milchschorf. Milch ist bei vielen das Allergieproblem Nr. 1, wird aber dicht gefolgt von Getreide, vor allem Frischkornbrei, vermischt mit Milch und Obst.

Die Darmflora muß stimmen

Durch falsche Ernährung ist der Darm häufig mit Pilzen besiedelt und es fehlen wichtige Bakterien, die den Darm normalerweise besiedeln und dabei helfen, die Nahrung aufzuschließen. Körner und Produkte aus dem ganzen Korn belasten zusätzlich, denn sie sind schwer verdauliche Lebensmittel, die Bauchkrämpfe und Leibschmerzen zur Folge haben können. Und: Besonders in den Randschichten des Getreides lagern sich Schwermetalle, wie zum Beispiel Cadmium, ab, die ebenfalls allergische Reaktionen auslösen können. Der Hefepilz »Candida Albicans« kommt normalerweise bei allen Menschen in der Haut oder in der Darmflora vor, wird aber von einem intakten Immunsystem unter Kontrolle gehalten. Wenn aber das Immunsystem geschwächt ist, zum Beispiel durch Krankheit, Langzeiteinnahme von Cortison oder Breitband-Antibiotika, beginnt der Pilz zu wuchern und verändert seine Form. Aus dem rundlichen Pilz wird ein einfädiges Geflecht, das in die Schleimhäute hineinwächst und auch innere Organe besiedeln kann. Der Pilz produziert Stoffwechselprodukte (Toxine), die der Leber und den Nieren Zusatzarbeit bereiten und sie überfordern. Daher steht am Anfang einer Ernährungs-Therapie immer eine Darmsanierung, falls das Darmmilieu nicht in Ordnung ist. Feststellen lassen können Sie das mit einer Stuhlfloruntersuchung, die verschiedene Institute durchführen. Adressen finden Sie auf Seite 5.

Übrigens spielt auch isolierter Zucker eine Rolle für den Zustand der Darmflora. Der Hefepilz ernährt und vermehrt sich mit Hilfe von Kohlenhydraten. Im Gegensatz zu anderen kohlenhydrathaltigen Lebensmitteln wie Obst und Gemüse hat isolierter Zucker allerdings keine lebensnotwendigen Inhaltsstoffe wie Vitamine und Mineralstoffe, er braucht im Gegenteil sogar Vitamine, um im Körper wieder abgebaut zu werden. Außerdem enthalten Süßigkeiten meist viele Farb- und Konservierungsstoffe, die neue Probleme mit sich bringen, nämlich selbst Allergien auslösen können.

Schweinefleisch ist ein weiteres Hauptnahrungsmittel, das möglichst zu meiden ist. Schweinefleisch und Produkte daraus enthalten – zumindest wenn sie aus Massentierhaltung stammen – oft unerwünschte Stoffe. Die Futtermittel sind häufig belastet, und Schweine bekommen relativ viele Medikamente, da sie sehr streßanfällig sind.
Durch Zusatzstoffe und Gewürze in der Wurst, ebenfalls häufige Allergene, wird das Problem erweitert. Fleisch und Fleischprodukten werden außerdem Pökelsalze und Phosphate zugesetzt.

Schweinefleisch enthält reichlich Harnsäure (Purine) sowie Hormone (Histamine), die bei der Neurodermitis zum Teil für den Juckreiz verantwortlich gemacht werden.

Die ersten Schritte

Wenn Sie zuerst Milch, Weizen, Zucker und Schweinefleisch vom Speisezettel streichen, haben Sie schon einen wichtigen Schritt getan. Mein Kochbuch unterstützt Sie dabei, eingefahrene Ernährungsgewohnheiten aufzubrechen und zu verändern. Die ganze Familie kann die Ernährungsumstellung mitmachen, denn die Gerichte schmecken gut und sind für alle gesund. Sie werden sehen, keiner hat das Gefühl, auf etwas verzichten zu müssen und schon nach kurzer Zeit wird sich die Frage: »Wann dürfen wir wieder normal essen?« gar nicht mehr stellen.

Anfangs bereitet die Umstellung vielleicht etwas Probleme, denn der Mensch hängt nun mal an seinen Gewohnheiten. Es ist leichter gesagt als getan, aber trotzdem: Versuchen Sie immer, das Positive zu sehen. Betrachten Sie beispielsweise das Selbstbacken von Brot nicht als Pflicht, sondern als sinnvolle Beschäftigung, die Freude macht. Wer ist nicht stolz, wenn er das selbstgebackene, duftende und gesunde Brot aus dem Backofen nimmt?

Und: Gerade für Kinder ist es wichtig, daß sie mit viel Liebe und nicht mit Druck zu einer neuen Ernährungsform gebracht werden. Wer etwas absolut nicht essen möchte, kann nach meiner Erfahrung davon auch keinen Nutzen haben, mag es theoretisch noch so gesund und empfehlenswert sein.

Sich besser kennen-lernen

Um die Ernährung sinnvoll um-zustellen, müssen Sie zuerst her-ausfinden, welche Lebensmittel Sie nicht vertragen. Gut be-währt hat sich hierbei ein soge-nanntes Ernährungstagebuch. Sie schreiben über einige Zeit hinweg auf, was Sie essen und notieren auch alle Symptome, die im Laufe des Tages auftre-ten. Ein erfahrener Berater kann dieses Tagebuch auswerten und die richtige Ernährungs-Therapie vorschlagen. Versuchen Sie aber, gelassen zu bleiben. Denn eventuelle Reaktionen kön-nen sowohl sofort als auch erst einige Stunden nach dem Essen auftauchen. Und wenn Sie schon gespannt darauf warten, ob sich Ihre Haut rötet oder zu jucken beginnt, kann diese An-spannung selbst ein Auslöser für eine Reaktion sein. Also: Versu-chen Sie, sich in Gelassenheit zu üben!

Suchen Sie nach einem Arzt, dessen Behandlung ganzheitlich orientiert ist. Hier finden Sie weitere Hilfe bei der Suche nach Ihren ganz individuellen Allergenen, zum Beispiel durch Kinesiologie- oder Bioresonanz-Tests (Adressen siehe Seite 5). Dadurch können Sie sich lange, frustrierende Such-Diäten erspa-ren. Durch diese Methoden lassen sich sämtliche Allergene, wie zum Beispiel Pollen, Tier-haare, Bettfedern und Haus-staubmilben schnell und ohne belastende Untersuchungstech-niken feststellen. Das ist wichtig, denn die Ernährung ist zwar ein

bedeutender Faktor, aber nicht die alleinige Ursache von Neurodermitis. An dieser Stelle möchte ich Ihnen auch das Buch »Neurodermitis natürlich behan-deln« von Frau Dr. Sigrid Flade, erschienen im Gräfe und Unzer Verlag, München, empfehlen. Es ist ein wichtiger Grundpfeiler für das Kennenlernen und den Umgang mit der Krankheit Neu-rodermitis.

Tips für den Alltag

Auch wenn Sie oder Ihr Kind an Neurodermitis erkrankt sind, brauchen Sie sich nicht als Außenseiter der Gesellschaft zu fühlen.

• Immer wieder bewährt es sich, die Ernährung nicht ab-rupt, sondern nach und nach umzustellen.

• Oft ist es hilfreich, sich den Speiseplan für die ganze Wo-che zu überlegen. So bekom-men Sie die Abwechslung beim Kochen besser in den Griff.

• Grundsätzlich gibt es keine Unterschiede in der Ernährung für Erwachsene und für Kinder. Für kleine Kinder können Sie die Nahrungsmittel pürieren oder anders zerkleinern.

• Achten Sie auf frische, vit-aminreiche und natürliche, sprich möglichst unveränderte Lebensmittel.

• Meiden Sie Konserven und Fertigprodukte. Kaufen Sie bes-ser Lebensmittel, die aus aner-

kannt kontrolliert ökologischer Landwirtschaft stammen.

• Den Fleisch- und Wurstver-zehr so weit als möglich ein-schränken und durch mehr Gemüse-, Kartoffel- und Obstge-richte ersetzen.

• Achten Sie grundsätzlich dar-auf, daß Sie sich und Ihre Fami-lie abwechslungsreich ernähren. Schon mancher hat erst aller-gisch auf ein bestimmtes Lebens-mittel reagiert, weil er es stän-dig gegessen hat.

• Damit Ihr Kind sich im Kinder-garten nicht als Außenseiter fühlt, machen Sie doch einfach etwas besonderes aus seinem Anderssein. Bekleben Sie bei-spielsweise eine hübsche Blech-dose mit fröhlichen Aufklebern und geben Sie dem Kind darin die Verpflegung für den Kinder-garten-Aufenthalt mit.

• Das sogenannte »Pausenbrot« für Ihre Kinder muß nicht aus Brot bestehen. Versuchen Sie doch einmal Waffeln und fri-sches Obst oder Trockenfrüchte. Das ist nahrhaft, gesund und stillt zudem das Verlangen nach Süßigkeiten.

• Beziehen Sie Ihr Kind mög-lichst in die Umstellung mit ein. Lassen Sie es beispielsweise mithelfen, einen Teig zu rühren oder die Waffeln für den Kin-dergarten-Proviant zu backen.

• Einladungen bei Freunden und Bekannten brauchen Sie nicht auszuschlagen. Sprechen Sie am besten offen über Ihre

Situation und bieten Sie eventuell an, etwas mitzubringen.

• Wenn Sie Ihre Umgebung mit Ihrer neuen Ernährungsform bekannt machen wollen, veranstalten Sie doch zum Beispiel einmal eine Party mit Buffet, auf dem Sie vom Frühstück über das Hauptgericht bis zum Gebäck eine breite Palette anbieten. So lernen Ihre Freunde Ihre neue Ernährung auf freundliche Art kennen.

• Gehen Sie trotzdem ins Restaurant und bestellen Sie zum Beispiel nur »Beilagen« wie Gemüse und Kartoffeln. In einer netten Umgebung hat man sicher Verständnis für Ihre Sonderwünsche und wird sie gerne erfüllen.

• Auch auf Urlaub brauchen Sie keineswegs zu verzichten. Es gibt zahlreiche Hotels und Pensionen, die eine alternative Ernährung anbieten oder bereit sind, auf individuelle Wünsche einzugehen. Hilfreich ist dabei »Das Handbuch für den gesunden Urlaub« von E. Coelle, er schienen im Verlag Natürlich & Gesund.

• Die Rezepte in meinem Kochbuch sind so zusammengestellt, daß das Säure-Basen-Gleichgewicht erhalten bleibt, denn die meisten Grundnahrungsmittel übersäuern den menschlichen Organismus. Das ist nicht nur für Neurodermitiker, sondern für alle Menschen wichtig.

• Milch habe ich völlig aus den Rezepten verbannt. Teilweise verwende ich aber Sahne. Sollten Sie eine absolute Milchunverträglichkeit haben, müssen Sie die Sahne ganz ersetzen.

• Gerade in den warmen Jahreszeiten leiden Neurodermitiker oft an plötzlich auftretendem Juckreiz – hervorgerufen durch Schweiß. Wollen Sie einen Ausflug machen, wählen Sie am besten ein Ziel, wo es Wasser gibt. Abkühlen oder Baden bringt oft Linderung.

• Oder Sie nehmen eine Kühlbox mit kalten Umschlägen mit. Wird die Haut gekühlt, läßt der Juckreiz meist nach.

• Gerade im Urlaub sollten Sie immer für den Notfall gerüstet sein und eine gute Pflegecreme bei sich haben. Informieren Sie sich bei Ihrem Arzt oder in Ihrer Apotheke über geeignete Produkte.

• Falls Sie ein eher nervöser Typ sind, sollten Sie eventuell Entspannungs-Übungen wie Yoga oder Autogenes Training lernen.

• Leider gibt es gerade bei Neurodermitis keine Therapie-Methode, die bei jedem anschlägt. Sie müssen also wahrscheinlich viel experimentieren und ausprobieren, bis Sie den Weg gefunden haben, der Ihnen oder Ihrem Kind hilft.

• Erkundigen Sie sich, ob es in Ihrer Nähe eine Selbsthilfegruppe gibt. Der Erfahrungsaustausch mit anderen Betroffenen ist immer hilfreich.

Zum Schluß

Eine gesunde und natürliche Ernährung, eine ganzheitlich orientierte ärztliche Behandlung und natürliche Pflegeprodukte können den an Neurodermitis erkrankten Menschen die Möglichkeit geben, die Erkrankung in den Griff zu bekommen. Wir erleben das in der Beratungsstelle täglich. Falls Sie weitere Fragen haben, wenden Sie sich an unten genannte Adresse.

Ich wünsche Ihnen viel Freude und ein gutes Gelingen bei der Ernährungsumstellung und hoffe, daß mein Kochbuch Ihnen dabei eine wertvolle Hilfe sein kann.

Sigrid Prusko
Fachberaterin für Umwelt, Gesundheit und Ernährung Neurodermitis-Beratungsstelle Tel. 05 11/77 50 07

Wichtig: Im Rezeptteil werden unter anderem die Zutaten Milchersatzpulver, Gewürzsalz, Tortilla-Teigmischung und Waffletten-Teigmischung verwendet. Bevor Sie die Zutaten einkaufen, sollten Sie sich auf Seite 11 unbedingt über die Inhaltsstoffe dieser Produkte informieren.

Agar-Agar

ist ein Bindemittel aus getrockneten Meeresalgen. Es ist geschmacksneutral und kann wie Gelatine zum Andicken oder Gelieren verwendet werden. Kaufen können Sie Agar-Agar in Naturkostläden und in Reformhäusern. Die nötigen Mengen entnehmen Sie der Packungsbeilage oder den entsprechenden Rezepten.

Ahornsirup

ist der durch Kochen eingedickte Saft des Zucker-Ahornbaumes. Ahornsirup wird ohne Zusätze gewonnen und ist eine gute Alternative zu Zucker. Er hat eine starke Süßkraft und sollte daher sparsam verwendet werden. Außerdem den Sirup bitte im Kühlschrank lagern.

Amaranth

ist eine auf dem deutschen Markt relativ neue Getreideart aus Südamerika. Die sehr kleinen, nußartig schmeckenden Samen haben einen hohen Eiweißgehalt und lassen sich gemahlen gut zum Backen verwenden. Aber auch als Beilage, beispielsweise zu Gemüse, sollten Sie Amaranth einmal versuchen. Dazu für 4 Personen 200 g Amaranth in einem Sieb kalt abspülen und abtropfen. Dann in etwas zerlassener Sauerrahmbutter kurz anrösten, mit etwa 700 ml Wasser aufgießen und zugedeckt 10–15 Minuten köcheln lassen. Dann mit Meersalz oder Makoon-Gewürzsalz abschmecken. Diesen Brei können Sie übrigens auch zu Frikadellen weiterverarbeiten. 100 g Buchweizenmehl und – bei Verträglichkeit – 100 g gewürfelten Käse untermischen, zu Pflänzchen formen und in Kokosfett braten.

Biobin

ist ein pflanzliches Bindemittel aus Johannisbrotkernen. Es wird sparsam verwendet und dient als Ersatz für Mehl, Stärke, Gelatine oder Eigelb.

Buchweizen

ist auch unter dem Namen Heidekorn bekannt. Botanisch gesehen ist Buchweizen kein Getreide, sondern ein Knöterichgewächs, ähnelt aber in der Zusammensetzung und auch der Verwendung dem Getreide. Buchweizen stammt aus der südrussischen Steppe und enthält dreimal soviel hochwertiges Eiweiß wie Weizen. Besonders erwähnenswert ist dabei Lysin, ein essentieller Eiweißbaustein, der das Knochenwachstum fördert. Buchweizen enthält außerdem Eisen, Phosphor, Lezithin, Vitamine der B-Gruppe, Kieselsäure, Kalium und Calcium.

Carob

findet man auch unter der Bezeichnung Caroben. Er wird aus den Früchten des Johannisbrotbaumes durch Mahlen gewonnen und dient als Schokoladen- und Kakaoersatz. Durch seinen hohen Anteil an fruchteigenem Zucker ist sein Geschmack leicht süßlich.

Dattelmark

wird aus ungeschwefelten Datteln durch feines Zerkleinern hergestellt und zum Süßen verwendet. Wer es nicht nach dem Rezept auf Seite 21 selbst herstellen möchte, kann es im Reformhaus kaufen.

Distelöl

gilt aufgrund seines hohen Anteils an ungesättigten Fettsäuren als besonders wertvolles Speiseöl. Es sollte nur unerhitzt, also in Salaten, verwendet werden, da beim Kochen und Backen die hochwertigen Bestandteile zerstört werden.

Ei-Ersatz

ist in der Allergiker-Kost wichtig, weil Eier häufig nicht vertragen werden. Er wird auf pflanzlicher Basis hergestellt und ist daher cholesterinfrei. Er dient nur nicht als Ei-Ersatz, sondern kann auch als Bindemittel und als Panade verwendet werden. Wenn Sie eigene Rezepte umwandeln möchten: 1 Ei entspricht 2 Teelöffeln (10 g) Ei-Ersatz. Das Pulver wird mit 40 ml kaltem Wasser gründlich vermischt und schaumig geschlagen. (Diese Menge enthält etwa 238 kJ/56 kcal, 0,6 g Eiweiß, 3,8 g Fett und 5 g verwertbare Kohlenhydrate).

Dinkel

ist ein guter Ersatz für Weizen, der bei Allergikern recht oft Allergien auslöst. Dinkel ist die Urform des Weizens, enthält etwa 11,5% hochwertiges Eiweiß und ist im Geschmack feiner als Weizen. Außerdem enthält er viele Mineralstoffe, Spurenelemente, Vitamine und große Mengen an Zellulose. Da Dinkel genausoviel Kleber enthält wie Weizen, ist er hervorragend zum Backen geeignet.

Makoonpulver

ist ein Milchersatzpulver auf der Basis von Hirse, Mandeln, Datteln und Johannisbrotkernmehl. Es wird mit Wasser angerührt, ist glutenfrei und enthält weder tierisches Eiweiß noch Sojaprodukte und Zucker.

Gewürzsalz

wird aus Meersalz, Liebstöckel, Thymian, Oregano, Basilikum und Rosmarin aus kontrolliertökologischem Anbau hergestellt. Das Gewürzsalz kann durch normales Meersalz ersetzt werden.

Tortilla-Teigmischung

besteht aus Quinoa, Dinkel, Mandeln, Hirse und Johannisbrotkernmehl und ist ohne tierisches Eiweiß, Soja und Zucker. Tortillas schmecken als Beilage oder mit einer Gemüsefüllung besonders gut.

Waffletten-Teigmischung

besteht aus Hirse, Dinkel, Quinoa, Reis, Mandeln, Datteln und Johannisbrotkernmehl. Es enthält ebenfalls kein tierisches Eiweiß, kein Soja und keinen Zucker. Der angerührte Teig wird im Waffeleisen gebacken, kann aber auch wie Pfannkuchen gebraten werden. Wichtig: Diese vier Produkte können Sie in Apotheken kaufen.

Frischkäse

sollten Sie immer vollfett und nicht mager kaufen, er wird wesentlich besser vertragen. Unter der Bezeichnung Streichfein können Sie im Reformhaus Frischkäse kaufen, der zu 90%

aus rechtsdrehender Milchsäure besteht.

Meersalz

enthält geringe Mengen an Mineralstoffen und Spurenelementen, ist nicht raffiniert, nicht gebleicht und nicht mit Rieselhilfsmitteln versetzt.

Melonen

gehören zu den Kürbisgewächsen und sind mit der Gurke verwandt. Sie haben einen hohen Wassergehalt, sind kalorienarm und schmecken süßlich. Beim Einkauf können Sie wählen zwischen Zucker- und Wassermelonen. Zuckermelonen sind zum Beispiel Netzmelonen, Kantalup- und Charantaismelonen. Zuckermelonen enthalten vor allem Calcium und Phosphor, Provitamin A und Vitamin C. Melonen schmecken kalt, zum Beispiel an Salaten, aber auch in warmen Gerichten. Wenn Sie sie kalt essen, sollten Sie sie in jedem Fall gut gekühlt servieren, dann schmecken sie noch besser.

Mineralwasser

Aufgrund der teilweise eher mangelhaften Qualität von Leitungswasser sollten Allergiker Teige und Getränke mit Mineralwasser zubereiten. Kaufen Sie am besten ein stilles, natriumarmes Wasser.

Muttersaft Himbeere

stammt aus der ersten Pressung, wird nicht erhitzt und enthält keine anderen Zusätze. Kaufen können Sie den Saft – übrigens auch aus anderen Früchten oder Gemüse – im Reformhaus.

Papayas

stammen aus tropischen Gebieten und wachsen an hohen Bäumen mit hohem Stamm. Sie hängen ähnlich wie Kokosnüsse traubenartig wie eine Krone oben am Stamm. Papayas enthalten keine Fruchtsäure, sie schmecken daher sehr süß und erinnern im Aroma an Aprikosen. Ob die Frucht reif ist, können Sie leicht prüfen: sie muß auf Fingerdruck nachgeben.

Quinoa

dient neben Amaranth als gut verträgliche Beilage. Es ist eine Körnerfrucht aus den Anden und übertrifft unsere heimischen Getreidearten im Gehalt an Eiweiß, Vitaminen, Mineralstoffen und ungesättigten Fettsäuren.

Reisessig

wird aus Reis hergestellt und von Allergikern besonders gut vertragen, weil er nicht mit Schimmelpilzen hergestellt wird.

Tahin

ist eine wohlschmeckende Creme aus Sesamsamen. Kaufen Sie das Sesammus in jedem Fall im Naturkost- und Reformhaushandel.

Weinsteinbackpulver

ist phosphatfrei und weizenfrei. Sie können genausogut den reinen Weinstein verwenden, den es in der Apotheke zu kaufen gibt. Er ist in jedem Fall rein und nicht mit zusätzlichen Backtriebmitteln angereichert. Verwendet wird er ganz genauso.

Adressen von Ärzten, Heilpraktikern und Fachberatern:

Frau Dr. S. Flade
Tegernseer Str. 100
83700 Rottach-Weissach
Tel. 0 80 22/2 60 74

Frau Dr. Libal
Podbielski Str. 34
30163 Hannover 1
Tel. 05 11/62 15 08

Frau Dr. Ahrend
Papenstr. 9a
31785 Hameln
Tel. 0 51 51/2 10 21

Frau Dr. Dietrich-Bethke
Gellertstr. 3
30175 Hannover 1
Tel. 05 11/81 99 02

Heilpraktikerin Frau König
Osterbergstr. 29a
30900 Wedemark 15
Tel. 0 51 31/5 38 56

Ernährungsberaterin und Fachberaterin für Umwelt, Gesundheit und Ernährung
Frau P. Massau
Budjadingerstr. 307
26125 Oldenburg
Tel. 04 41/39 12 29

Einkaufshilfe

Wissen Sie nicht, was Sie trinken oder zwischendurch essen sollen? Hier finden Sie eine Liste von Produkten, die es in Reformhäusern und Naturkostläden zu kaufen gibt.

Teesorten:

Brombeer-, Erdbeer-, Heidelbeer- und Himbeerblättertee
Brennesseltee
Grüne Teesorten
Massai-Tee
Mate-Tee

Allerlei Getränke:

Bio-Apfelsaft
Bio-Birnensaft
Kakao-Pulver
Landkaffee
Malzofin
Soja-Drink

Süße Brotaufstriche:

Apfelfein
Birnenfein
Carobella
Dattelmark
»Nur-Fruchtmarmelade«
Reismalz

Zuckerersatz:

Ahornsirup
Apfeldicksaft
Birnendicksaft
Topinambur-Sirup
Traubendicksaft

Dickungsmittel:

Agar-Agar
Biobin
Kartoffelmehl
Reismehl

Fette und Essig:

Gute Margarine
Distelöl (für Salate)
Reisessig
Sonnenblumenöl

Milchersatz:

Milchersatzpulver (Seite 11)
Kokosmilch

Getrocknete Früchte (ungeschwefelt):

Aprikosen
Californische Weinbeeren
Datteln
Feigen
Pflaumen
Süßkirschen

Kerne und Chips:

Kokoschips
Kürbiskerne
Mandelkerne
Pinienkerne
Sonnenblumenkerne

Zum Naschen:

Gummibärchen ohne Zucker
Maislutscher
Maiswaffeln
Puffreis aus Naturreis
Reis-Cräcker

Getreide verschiedenster Art:

Amaranth
Buchweizen
Dinkel(-mehl, -flocken, -brei)
Hirse(-mehl, -flocken, -grieß)
Kastanienmehl
Kichererbsen(-mehl)
Mais(-mehl, -flocken, -grieß)
Quinoa
Reismehl(-flocken)
Tapioka

Backpulver:

Weinsteinbackpulver oder Weinstein (Apotheke)
Weizenfreies Backferment

Verträglichkeits-Tabelle
(Auszug aus dem Buch »Diät für Allergiker« von Dr. S. Flade, Selbstverlag)

Gruppe I – häufig verträglich	Gruppe II – mittelverträglich	Gruppe III – häufig unverträglich
Amaranth	Gerste	Grünkern
Buchweizen	Hafer	Hülsenfrüchte
Dinkel	Mais	Roggen
Hirse	Sesam	Weizen
Kastanienmehl	Tapioka	
Quinoa		Eier
Reis	Sauerrahmbutter	Käse
Reisessig	Schafsmilch	Margarine
	Süße/Saure Sahne	Milch
Lammfleisch	Ziegenmilch	Sanoghurt/Bioghurt
		Soja/Tofu
Distelöl	Huhn	
Sonnenblumenöl	Kalbfleisch	Schweinefleisch
	Rindfleisch	Seefisch
Aubergine	Truthahn	
Avocado		Blumenkohl
Bambussprossen	Maiskeimöl	Karotten
Broccoli	Olivenöl	Knoblauch
Champignons		Lauch
Feldsalat	Fenchel	Paprika
Gurke	grüne Bohnen	Petersilie
Kichererbsen	Kartoffeln	Pilze
Kürbis	Kohlrabi	Rotkohl
Süßkartoffel	Kresse	Sellerie
Weinblätter	Mangold	Weißkohl
Zucchini	Rote Bete	Wirsing
Zuckerschoten	Spinat	Zwiebeln
Blaubeeren	Bananen	Beeren- und Steinobst
Datteln	Birnen	saures Obst
Feigen	Birnendicksaft	Weintrauben
Himbeeren		Zitrusfrüchte
Honigmelone	Mandeln	
Kaki	Mandelmus ohne Schale	Nüsse
Kirschen		
Kokosnuß	Obstessig	Zucker
Lychees	Ursüße (getrockneter Zuckerrohr- saft)	
Mango		Fencheltee
Papaya		Kamillentee
	Leitungswasser	Pfefferminztee
Ahornsirup		Teemischungen
Carob		
		Alkohol, Limonaden, Cola
Mineralwasser		

13

Dinkelpfann-kuchen mit Mandeln

Zutaten für 8 Pfannkuchen:

250 g Dinkelmehl

½ Teel. Weinsteinbackpulver

1 Prise Meersalz

250 g Sahne

4 Teel. Tahin

2–4 Eßl. Butterschmalz

8 gehäufte Teel. Himbeergelee

(Rezept Seite 22)

100 g Mandeln, frisch gemahlen

Gelingt leicht

Zubereitungszeit: etwa 30 Min.

Bei 4 Personen pro Portion etwa:
3130 kJ/740 kcal
15 g EW · 52 g F · 48 g KH

1. Das Dinkelmehl in einer Schüssel mit dem Backpulver und dem Salz vermischen. Die Sahne und ¼ l Wasser mit dem Rührbesen des Handrühr-gerätes einarbeiten. Das Tahin untermischen und den Teig etwa 10 Minuten quellen lassen.

2. In einer Pfanne etwas Butter-schmalz schmelzen. 1 Schöpf-kelle Teig hineingeben, in der Pfanne verteilen und bei mittle-rer Hitze backen, bis er fest ist. Dann den Pfannkuchen wenden und goldgelb backen. Die übrigen Pfannkuchen ebenso backen.

3. Die fertigen Pfannkuchen mit Marmelade bestreichen, einrol-len und mit den gemahlenen Mandeln bestreuen.

Bananen-Mango-Brei

Zutaten für 2 Personen:

½ Meßlöffel (etwa 12 g)

Milchersatzpulver (Seite 11)

⅛ l stilles Mineralwasser

200 g Mango

1 Banane

Schnell

Zubereitungszeit: etwa 25 Min.

Pro Portion etwa:
590 kJ/145 kcal
3 g EW · 1 g F · 36 g KH

1. Das Milchersatzpulver mit dem Mineralwasser gründlich verrühren, in einen Topf geben und einmal aufkochen. Dann abkühlen lassen.

2. Die Mango waschen, schälen, das Fruchtfleisch vom Kern lösen, kleinschneiden und in eine hohe Rührschüssel ge-ben.

3. Die Banane schälen, in Scheiben schneiden und zu den Mangostücken geben. Den Milchersatz dazugießen und alles mit dem Pürierstab oder dem Mixer fein zerkleinern.

Variante:
Den fertigen Bananen-Mango-Brei abkühlen lassen und 250 g steif geschlagene Sahne unter-heben. Die Masse in eine Edel-stahlschüssel füllen und im Gefrierfach in etwa 1 Stunde gefrieren lassen. Zwischendurch umrühren. Das Eis schmeckt auch zu den Pfannkuchen gut.

Tip!

Wundern Sie sich nicht, daß ich auch Früchte, die nicht mit der Schale ver-wendet werden, wasche. Viele der exotischen Früchte werden mit Pflanzenschutz- und Insektenvernichtungsmit-teln behandelt. Deshalb ist es besser, sie gründlich zu waschen. Dieser Brei ist eine gute Zwischenmahl-zeit. Je nach Verträglichkeit können Sie auch andere Obstsorten wie Papaya oder Melone verwenden. Wenn Sie mehr Flüssigkeit dazugeben, haben Sie für Ihr Kind eine Flaschenmahl-zeit.

Bild oben: Dinkelpfannkuchen mit Mandeln
Bild unten: Bananen-Mango-Brei

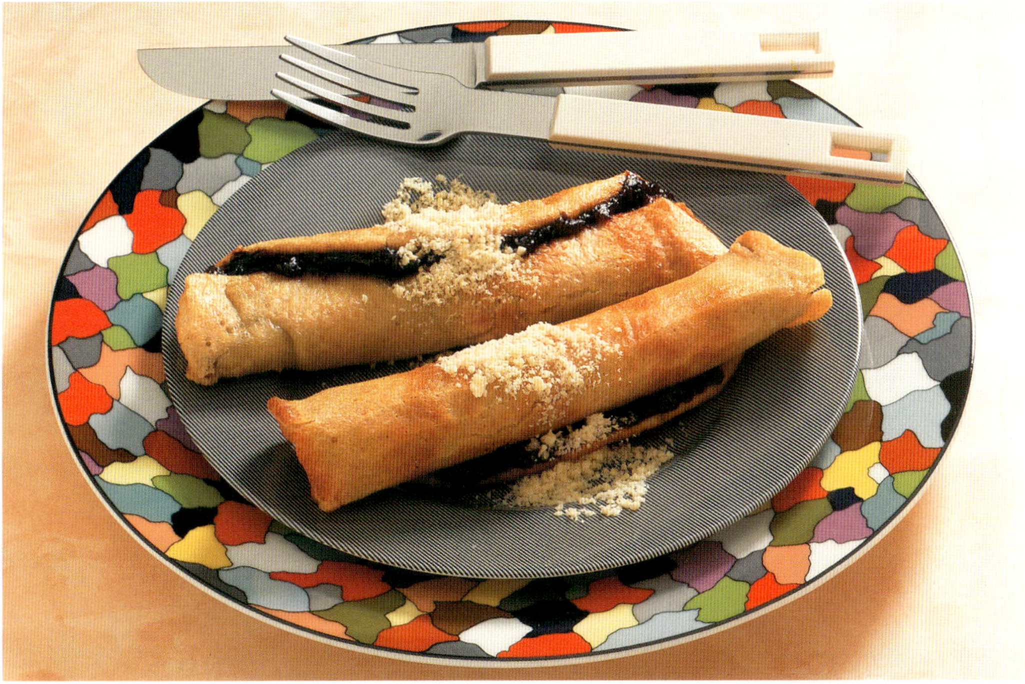

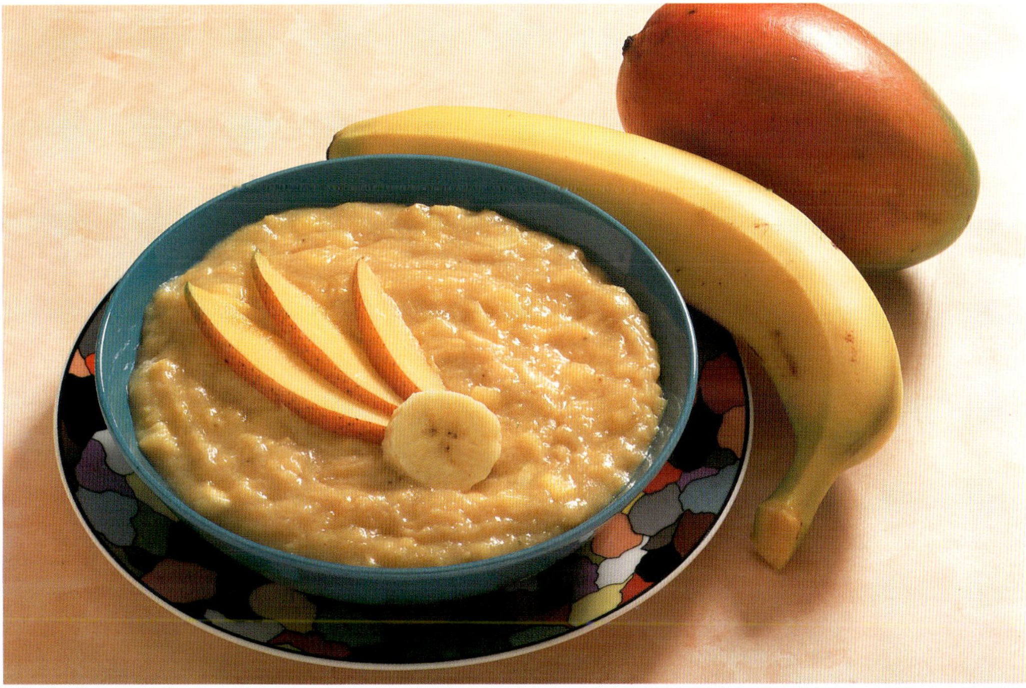

Gefüllte Melone mit Avocadopüree

Zutaten für 4 Personen:
2 große reife Avocados
1 Teel. Reisessig
¼ Teel. Gewürzsalz (Seite 11)
300 g Streichfein
(Frischkäse aus dem Reformhaus)
1 Netzmelone (etwa 400 g)
1 Zweig Dill

Raffiniert

Zubereitungszeit: etwa 20 Min.

Pro Portion etwa:
1900 kJ/450 kcal
11 g EW · 41 g F · 4 g KH

1. Die Avocados der Länge nach halbieren, die Kerne entfernen und das Fruchtfleisch aus den Schalen lösen.

2. Das Fruchtfleisch in einer kleinen Schüssel mit einer Gabel zerdrücken. Den Reisessig, das Gewürzsalz sowie das Streichfein hinzugeben und alles gut miteinander verrühren. Die Masse in einen Spritzbeutel geben und kurz kalt stellen.

3. Die Melone vierteln, die Kerne mit einem Loffel ausschaben.

4. Je ein Melonenviertel auf Glasteller legen, die Avocadomasse hübsch darauf spritzen und mit dem gewaschenen und gezupften Dill garnieren.

Gemüse-Fleisch-Sülze

Die Sülze schmeckt als kleines Abendessen oder auch als Zwischenmahlzeit.

Zutaten für 4 Personen:
250 g Putenschnitzel
300 g Champignons
200 g Broccoli
1 Eßl. Sonnenblumenöl
3 Teel. Agar-Agar
1 Teel. Gewürzsalz (Seite 11)
1 Bund Dill

Braucht etwas Zeit

Zubereitungszeit: etwa 45 Min.
(+ 2 Std. Kühlzeit)

Pro Portion etwa: 540 kJ/130 kcal
17 g EW · 6 g F · 3 g KH

1. Das Putenfleisch kalt abspülen, trockentupfen und in Streifen schneiden. Die Champignons waschen, putzen und in Scheiben schneiden.

2. Den Broccoli waschen und die Röschen abschneiden. Die Stiele schälen und in Stücke schneiden. In einem Topf Wasser zum Kochen bringen. Den Broccoli darin etwa 5 Minuten blanchieren. Dann abgießen, das Wasser dabei auffangen.

3. Das Öl in einer Pfanne erhitzen. Das Putenfleisch bei starker Hitze kurz anbraten, herausnehmen und zur Seite stellen. Die Champignons im verbliebenen Bratfett bei mittlerer Hitze etwa 10 Minuten dünsten. Herausnehmen und zur Seite stellen.

4. Vom Broccoli-Blanchierwasser ½ l abmessen und mit dem Agar-Agar verrühren. Alles einmal aufkochen lassen und mit Gewürzsalz abschmecken.

5. Mit der Flüssigkeit einen Spiegel in eine kalt ausgespülte Form gießen. Darauf das Gemüse und das Fleisch schichten. Zum Schluß die restliche Flüssigkeit angießen.

6. Die Sülze mit Frischhaltefolie abdecken und im Kühlschrank in etwa 2 Stunden erstarren lassen. Wenn die Sülze fest ist, stürzen und in Scheiben schneiden. Mit dem Dill servieren.

Frühstückswaffeln

Den Teig können Sie vorbereiten. Kühl aufbewahren. Vor dem Backen durchrühren.

Zutaten für 6 Waffeln:
4 Meßlöffel (100 g)
Milchersatzpulver (Seite 11)
½ l stilles Mineralwasser
10 Meßlöffel (250 g) Waffletten-
Teigmischung (Seite 11)
eventuell Fett für das Waffeleisen
(je nach Gerät)

Gut vorzubereiten

Zubereitungszeit: etwa 45 Min.

Pro Waffel etwa: 640 kJ/155 kcal
5 g EW · 4 g F · 26 g KH

1. Das Milchersatzpulver mit einem Schneebesen mit dem Mineralwasser verrühren.

2. Den Milchersatz in eine hohe Rührschüssel geben. Die Waffletten-Teigmischung unterrühren. Alles mit dem Schneebesen so lange aufschlagen, bis ein glatter, flüssiger Teig entstanden ist. Den Teig etwa 10 Minuten quellen lassen.

3. Das Waffeleisen vorheizen. Jeweils 2 Eßlöffel Teig hineingeben, glattstreichen und 2–4 Minuten backen.

Tip!

Nehmen Sie die dreifache Menge und bewahren Sie die restlichen Waffeln in einer Blechdose auf. Bei Bedarf einfach im Toaster auftoasten. Bestreichen Sie die Waffeln mit Dattelbutter oder Avocadocreme (Rezepte Seite 20 und 21).

Variante:
Geben Sie in den Teig 1 pürierte Banane, dann wie beschrieben zubereiten.

Baby-Flaschennahrung

Zutaten für 1 Flasche
von etwa ¼ l Inhalt:
¼ l stilles Mineralwasser
1 Eßl. Mandelmus

Schnell

Zubereitungszeit: etwa 5 Min. (ohne Abkühlzeit)

Etwa: 855 kJ/205 kcal
7 g EW · 12 g F · 30 g KH

1. In einem Topf das kalte Wasser mit dem Mandelmus gut aufschlagen.

2. Die Mischung zum Kochen bringen, vom Herd nehmen und in die Flasche füllen. Etwas abkühlen lassen.

Carobgetränk

Zutaten für 4 Personen:
1 l stilles Mineralwasser
100 y (4 Meßlöffel)
Milchersatzpulver (Seite 11)
1 Teel. Carobpulver
2 Eßl. Ahornsirup

Schnell

Zubereitungszeit: etwa 10 Min.

Pro Portion etwa: 495 kJ/120 kcal
3 g EW · 6 g F · 19 g KH

1. In einem Topf das Wasser mit dem Milchersatz, dem Carob und dem Ahornsirup gut aufschlagen. Alles unter Rühren aufkochen lassen, servieren.

Tip!

Mischen Sie 2 Teelöffel Agar-Agar unter die heiße Flüssigkeit und lassen das Ganze einmal aufkochen, dann in einer Schüssel abkühlen. So bekommen Sie einen köstlichen Pudding.

Melonen-Drink

Zutaten für 4 Personen:
1 große Zuckermelone (zum Beispiel
Netzmelone; etwa 1 kg)
einige Minzblätter zum Garnieren

Schnell

Zubereitungszeit: etwa 15 Min.

Pro Portion etwa: 210 kJ/50 kcal
2 g EW · 0 g F · 11 g KH

1. Die Melone halbieren und die Kerne mit einem Löffel herausschaben. Das Fruchtfleisch herausschneiden.

2. Das Fruchtfleisch im Mixer pürieren. In Gläser füllen und mit Minzblätter garnieren.

Tip!

Essen Sie Melone am besten auf nüchternen Magen. So werden Stoffwechselrückstände wirkungsvoll ausgeschieden.

Granatapfel-saft

Zutaten für 4 Personen:

4 Granatäpfel

1 l gekühltes Mineralwasser

Raffiniert

Zubereitungszeit: etwa 10 Min.

Pro Portion etwa:
150 kJ/35 kcal
0,3 g EW · 1 g F · 9 g KH

1. Die Granatäpfel halbieren und den Saft mit einer Zitruspresse auspressen.

2. Den Saft in Gläser verteilen und mit dem gekühlten Mineralwasser aufgießen.

Kinderbowle

Eine fruchtige Erfrischung für Ihre Kleinen. Servieren Sie die Bowle doch mal zum Kindergeburtstag.

Zutaten für 8 Personen:

1 kleine Honigmelone

1 kleine Wassermelone (etwa 1,2 kg)

1 Granatapfel

⅛ l Ahornsirup

2½ l stilles Mineralwasser

Minzeblätter zum Garnieren

Gut vorzubereiten

Zubereitungszeit: etwa 15 Min.
(+ 1 Std. Kühlzeit)

Pro Portion etwa:
350 kJ/85 kcal
1 g EW · 0,4 g F · 20 g KH

1. Die Honigmelone vierteln und die Kerne mit einem Löffel herausschaben. Das Fruchtfleisch mit einem Eisportionierer zu kleinen Kugeln ausstechen und in eine Schale geben.

2. Aus der Wassermelone die Kerne möglichst gründlich entfernen. Das Fruchtfleisch schälen und in Würfel schneiden.

3. Den Granatapfel waschen, halbieren, aus einer Hälfte die Kerne herauslösen, die andere Hälfte mit einer Zitronenpresse auspressen. Den Saft und die Kerne über die Fruchtstücke geben. Alles mit dem Ahornsirup übergießen und mit Folie bedeckt etwa 1 Stunde ziehen lassen.

4. Das Fruchtfleisch mit dem gezogenen Saft in ein Bowlegefäß geben, mit dem Mineralwasser übergießen und mit Minzeblättern garnieren.

Mango-Dattel-Getränk

Zutaten für 4 Personen:

1 Mango (etwa 300 g)

1 l stilles Mineralwasser

1 Eßl. Milchersatzpulver (Seite 11)

1 Eßl. Dattelmark (Rezept Seite 21 oder fertig gekauft)

1 Teel. Carobpulver

Exklusiv

Zubereitungszeit: etwa 10 Min.
(+ 1 Std. Kühlzeit)

Pro Portion etwa:
255 kJ/60 kcal
2 g EW · 2 g F · 10 g KH

1. Die Mango längs halbieren, die Schale abziehen, das Fruchtfleisch vom Kern abschneiden und grob würfeln. Die Mangowürfel in eine hohe Rührschüssel geben und mit einem Pürierstab (oder im Mixer) pürieren. Das Püree kurz kalt stellen!

2. Das Wasser und den Milchersatz in einem Topf vermischen und einmal aufkochen lassen. Dann abkühlen lassen, das Dattelmark und das Mangopüree hinzugeben und gründlich unterschlagen.

3. Die Mango-Dattelmilch unbedingt etwa 30 Minuten kalt stellen, schmeckt kalt viel besser.

4. Die gekühlte Mango-Dattel-Milch in vier hohe Gläser füllen und mit dem Carobpulver bestreut servieren.

Variation:
Das Getränk kann mit jeder verträglichen Frucht hergestellt werden.

Im Bild links: Mango-Dattel-Getränk
Im Bild oben: Granatapfelsaft
Im Bild rechts: Kinderbowle

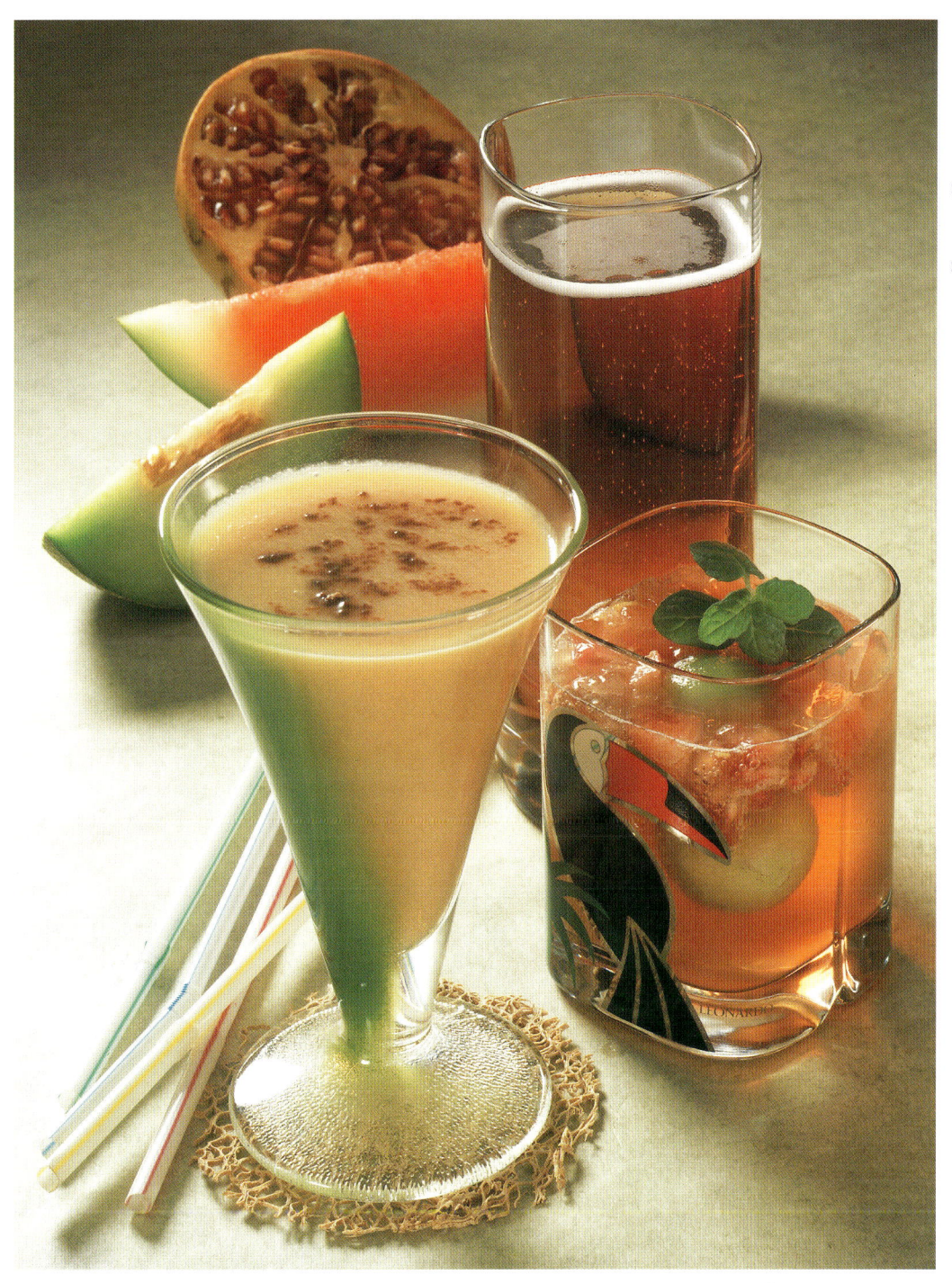

Mandel-Carob-Aufstrich

Zutaten für etwa 200 g:

⅛ l Sahne

1 Eßl. Ahornsirup

1 Teel. Carobpulver

1 Eßl. Mandelmus

1 Eßl. Mandeln, frisch gemahlen

Schnell

Zubereitungszeit: etwa 15 Min.

Pro 50 g etwa:
690 kJ/160 kcal
3 g EW · 15 g F · 4 g KH

1. Die Sahne mit dem Ahornsirup, dem Carobpulver und den Mandeln in eine Rührschüssel geben und mit dem Handrührgerät auf höchster Stufe cremig schlagen.

2. Den Aufstrich in eine Glasschale geben und mit Frischhaltefolie abdecken oder in ein Schraubglas füllen. Die Creme hält sich im Kühlschrank etwa 3 Tage.

Süßer Avocado-Aufstrich

Zutaten für etwa 150 g:

1 reife Avocado

1 Teel. vollfetter Frischkäse

2 Eßl. steifgeschlagene Sahne

(etwa 1 Eßl. flüssige Sahne)

1 Eßl. Ahornsirup

Preiswert

Zubereitungszeit: etwa 30 Min.

Pro 50 g etwa:
640 kJ/150 kcal
2 g EW · 15 g F · 3 g KH

1. Die Avocado halbieren, den Kern herauslösen und das Fruchtfleisch mit einem Löffel aus der Schale löffeln.

2. Das Avocadofleisch zerdrücken und mit dem Frischkäse und der steifgeschlagenen Sahne in einer Schüssel verrühren. Mit dem Ahornsirup abschmecken.

Tip!

Der Aufstrich ist im Kühlschrank etwa 2 Tage haltbar, er verfärbt sich dabei allerdings bräunlich.

Gemüse-Avocado-Aufstrich

Zutaten für etwa 500 g:

150 g Zucchini

150 g Broccoli

2 Eßl. Sonnenblumenöl

1 kleine Avocado (etwa 200 g)

½ Teel. Gewürzsalz (Seite 11)

1 Teel. Reisessig

Raffiniert

Zubereitungszeit: etwa 45 Min.

Pro 100 g etwa:
280 kJ/65 kcal
2 g EW · 6 g F · 2 g KH

1. Die Zucchini waschen, von den Stiel- und Blütenansätzen befreien und grob würfeln. Den Broccoli waschen. Die Röschen abschneiden, die Stiele dünn schälen.

2. In einem Topf das Öl erhitzen. Das Gemüse darin kurz andünsten. Dann zugedeckt bei schwacher Hitze etwa 10 Minuten garen. Das Gemüse in eine Schüssel geben und etwas abkühlen lassen.

3. Die Avocado halbieren, den Kern entfernen und das Fruchtfleisch aus den Schalen lösen. Dann fein pürieren.

4. Das abgekühlte Gemüse mit dem Avocadopüree mischen. Das Gewürzsalz sowie den Reisessig dazugeben und mit einem Pürierstab gut mixen. Im Kühlschrank ist der Aufstrich zugedeckt 3 Tage haltbar.

Tip!

Der Aufstrich schmeckt wunderbar zu Dinkelwaffeln oder auf Dinkelbrötchen.

Melonen-Mango-Aufstrich

Zutaten für etwa 600 g:

300 g Honigmelone

300 g Mango

2Eßl. Ahornsirup

Schnell

Zubereitungszeit: etwa 15 Min.

Pro 100 g etwa:
210 kJ/50 kcal
1 g EW · 0,1 g F · 11 g KH

1. Die Honigmelone halbieren, die Kerne mit einem Löffel herauslösen. Die Melone schälen und kleinschneiden. Die Mango schälen und das Fruchtfleisch vom Kern abschneiden.

2. Die Melonen- und die Mangostücke in eine hohe Schüssel geben und mit dem Pürierstab (oder im Mixer) pürieren. Mit dem Ahornsirup süßen. Der Aufstrich schmeckt kalt am besten, er hält sich im Kühlschrank in einem Schraubglas etwa 3 Tage.

> ## Tip!
> Ein erfrischendes Getränk für heiße Tage: Füllen Sie das Fruchtfleisch in hohe Gläser und füllen mit Mineralwasser auf.

Dattelbutter

Zutaten für etwa 400 g:
200 g ungeschwefelte Datteln
250 g Sauerrahmbutter

Gelingt leicht

Zubereitungszeit: etwa 30 Min.

Pro 100 g etwa:
2400 kJ/570 kcal
1 g EW · 52 g F · 25 g KH

1. Die Datteln halbieren, vom Kern befreien und klein schneiden. 1/4 l Wasser erhitzen.

2. Die Datteln mit dem Mixer oder einem Pürierstab so lange fein zerkleinern, bis eine cremige Masse entsteht. Das Püree etwa 15 Min. abkühlen lassen.

3. Die Butter in kleine Stücke schneiden und portionsweise mit dem Handrührgerät unter die Dattelmasse schlagen.

> ## Tip!
> Die Dattelbutter schmeckt zu Waffeln oder Dinkelbrötchen, aber auch zu Gemüse.

Dattelmark

Zutaten für etwa 300 g:
200 g ungeschwefelte Datteln

Preiswert

Zubereitungszeit: etwa 25 Min.

Pro 100 g etwa:
570 kJ/140 kcal
1 g EW · 1 g F · 33 g KH

1. Die Datteln halbieren, vom Kern befreien und kleinhacken. 1/4 l Wasser erhitzen.

2. Die Datteln mit dem heißen Wasser im Mixer oder mit dem Pürierstab so lange fein zerkleinern, bis eine cremige Masse entsteht. Dann etwa 15 Minuten abkühlen lassen, in einem Schraubglas kühl aufbewahren.

> ## Tip!
> Das Dattelmark können Sie zum Süßen von Getränken sowie zum Backen verwenden.

Aprikosen- marmelade

Zutaten für etwa 700 g:
400 g ungeschwefelte,
getrocknete Aprikosen
100 g Ahornsirup
3 g Biobin

Preiswert

Zubereitungszeit: etwa 30 Min. (+ 24 Std. Quellzeit)

Pro 100 g etwa:
780 kJ/190 kcal
3 g EW · 0,4 g F · 42 g KH

1. Die Aprikosen in 300 ml Wasser 24 Stunden quellen lassen.

2. Dann die Aprikosen mit dem Einweichwasser in einen Topf geben. Den Ahornsirup und das Biobin mit 300 ml Wasser verrühren und zu den Aprikosen geben. Alles einmal aufkochen lassen.

3. Die Aprikosenmasse mit dem Pürierstab pürieren, in ein Schraubglas geben und kühl stellen. Die Aprikosenmarmelade hält sich im Kühlschrank mindestens 1 Woche frisch.

Papaya-Avocado-Frisch-käseaufstrich

Zutaten für 4 Personen:
1 reife Avocado
1 Eßl. Reisessig
2 Papayas (etwa 600 g)
250 g vollfetter Frischkäse
Meersalz oder etwa 1 Teel.
Ahornsirup nach Geschmack

Raffiniert

Zubereitungszeit: etwa 30 Min.

Pro Portion etwa:
1300 kJ/310 kcal
8 g EW · 29 g F · 3 g KH

1. Die Avocado halbieren und den Kern entfernen. Das Fruchtfleisch aus der Schale lösen, in Streifen schneiden und mit dem Reisessig beträufeln.

2. Die Papayas halbieren, die Kerne mit einem Löffel herauslösen. Das Fruchtfleisch in grobe Würfel schneiden und über die Avocadostreifen geben. Beides eventuell kalt stellen.

3. Das Fruchtfleisch mit dem Frischkäse in eine hohe Rührschüssel geben und mit einem Pürierstab durchpürieren. Den Aufstrich je nach Geschmack mit Salz oder Ahornsirup abschmecken.

Tip!
Der Aufstrich ist im Kühlschrank etwa 2 Tage haltbar.

Kräuterbutter

Zutaten für 250 g Butter:
etwa 1 Eßl. Kräuter, frisch gehackt
(zum Beispiel Basilikum, Thymian,
Liebstöckel und Majoran
oder nach Verträglichkeit)
250 g weiche Sauerrahmbutter
2 Teel. Gewürzsalz (Seite 11)

Schnell

Zubereitungszeit: etwa 10 Min.

Pro 50 g etwa:
1600 kJ/380 kcal
0,3 g EW · 42 g F · 0,3 g KH

1. Die Kräuter waschen und fein hacken.

2. Die Butter mit dem Salz und den Kräutern in eine hohe Rührschüssel geben und mit dem Pürierstab durchpürieren.

Tip!
Schmeckt nicht nur zu Fleisch, sondern auch zu gedünsteten Gemüsen aller Art.

Himbeergelee

Zutaten für etwa 500 g:
1/4 l Muttersaft von Himbeeren
3 g (3 Meßl.) Biobin
3 Eßl. Ahornsirup

Preiswert

Zubereitungszeit: etwa 20 Min.

Pro 100 g etwa:
130 kJ/30 kcal
0,2 g EW · 0 g F · 8 g KH

1. Den Himbeersaft mit 1/4 l Wasser in einen Topf geben. Das Biobin mit einem Schneebesen unterrühren und alles zum Kochen bringen. Dabei ständig rühren! Die Masse vom Herd nehmen und den Ahornsirup unterrühren.

2. Das Himbeergelee heiß in saubere Schraubgläser füllen und im Kühlschrank aufbewahren.

Im Bild oben: Himbeergelee
Im Bild Mitte: Papaya-Avocado-Frischkäseaufstrich
Im Bild unten: Kräuterbutter

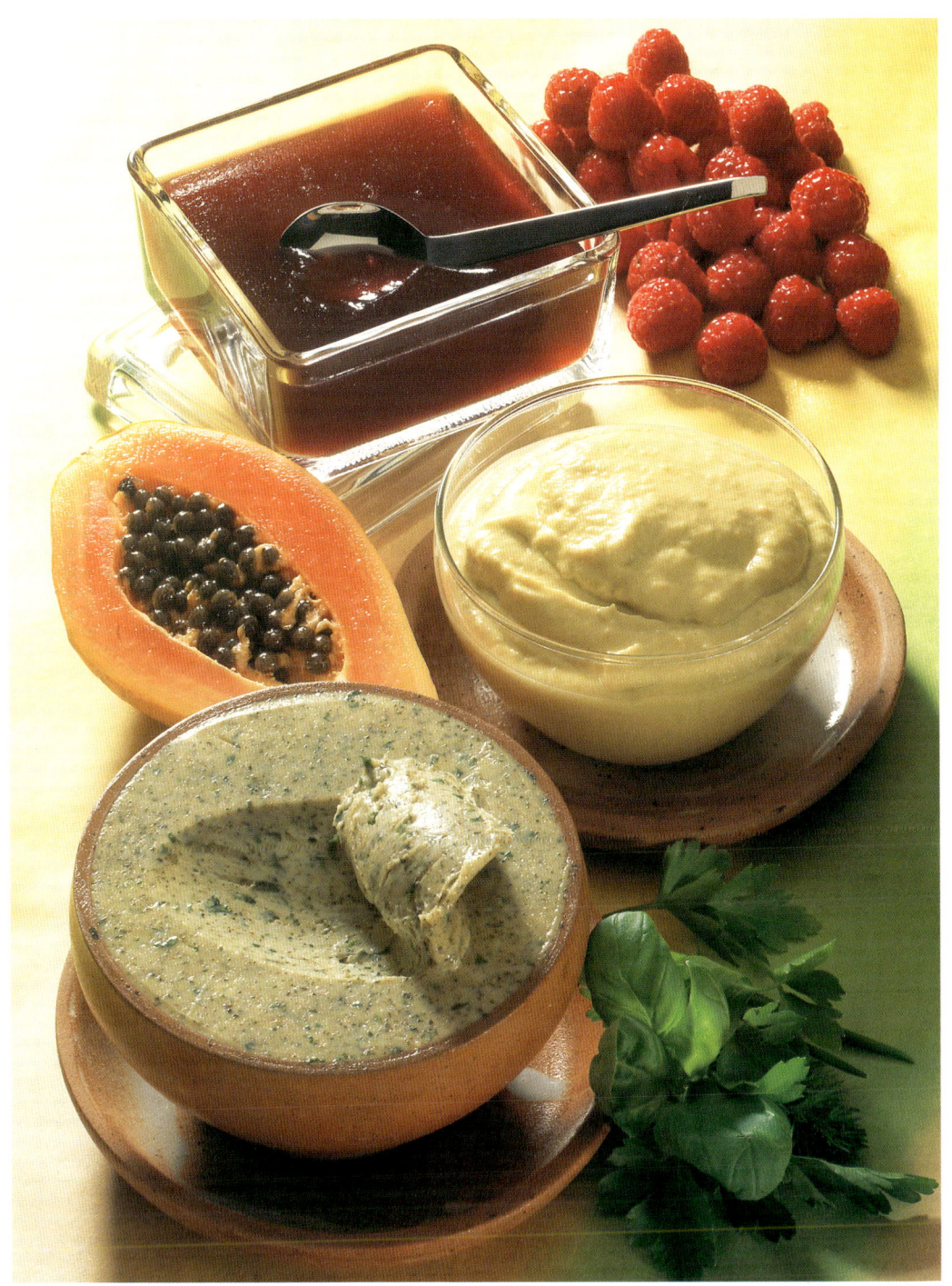

Exotischer Nudelsalat

Zutaten für 4 Personen

Meersalz

1 Eßl. Sonnenblumenöl

400 g Dinkel-Spirelli (Spiralnudeln)

1 Papaya (etwa 300 g)

½ Honigmelone (etwa 300 g)

2 Bananen

1 Granatapfel

1 Teel. Ahornsirup

100 g Champignons

50 g Mandelblättchen

50 g Pinienkerne

Raffiniert

Zubereitungszeit: etwa 45 Min.

Pro Portion etwa:
2500 kJ/600 kcal
22 g E · 20 g F · 87 g KH

1. In einem großen Topf 3 l Salzwasser mit dem Öl zum Kochen bringen. Die Nudeln hineingeben und in 6–8 Min. bißfest kochen. Dabei zwischendurch probieren. Die Nudeln in ein Sieb abgießen, kalt abschrecken und gut abtropfen lassen.

2. Die Papaya schälen und halbieren. Die Kerne mit einem Löffel herauslösen, das Fruchtfleisch in Scheiben schneiden. Die Honigmelone halbieren, die Kerne mit einem Löffel herausschaben und das Fruchtfleisch würfeln. Die Bananen schälen und in Scheiben schneiden.

3. Den Granatapfel halbieren, die Kerne mit einem Löffel herausnehmen und mit dem Ahorn-

sirup beträufeln. Die Champignons waschen, putzen und in Scheiben schneiden.

4. Alle Früchte, die Pilze und die Nudeln in eine große Glasschüssel geben und vorsichtig vermengen. Den Salat etwa 15 Min. ziehen lassen, auf Glasteller verteilen und mit den Mandelblättchen und den Pinienkernen bestreuen.

Eisbergsalat mit Melone und Nashi

Nashis, Früchte aus Nordchina, Korea und Japan, gibt es birnenförmig oder rund. Im Geschmack erinnern sie an eine milde Birne, das Fleisch ist so saftig und fest wie das eines Apfels. Gelegentlich werden sie deshalb auch als Apfel-Birne bezeichnet.

Zutaten für 4 Personen:

600 g Eisbergsalat

½ Honigmelone (etwa 300 g)

1–2 Nashis (etwa 200 g)

1 Eßl. Reisessig

1 Eßl. Ahornsirup

2 Eßl. Distelöl

1 Teel. Gewürzsalz (Seite 11)

Raffiniert

Zubereitungszeit: etwa 20 Min.

Pro Portion etwa:
430 kJ/100 kcal
3 g EW · 6 g F · 10 g KH

1. Den Eisbergsalat putzen, waschen und in einem Sieb ab-

tropfen lassen. Dann in mundgerechte Stücke schneiden.

2. Von der Melone die Kerne herauslösen, die Schale abschälen und das Fruchtfleisch in dünne Streifen schneiden. Die Melone kalt stellen, bis sie gebraucht wird. Die Nashis schälen, entkernen, in Stücke schneiden und ebenfalls kalt stellen.

3. In einer hohen Schüssel ¼ l Wasser mit dem Reisessig, dem Ahornsirup, dem Distelöl und dem Gewürzsalz mischen und mit dem Schneebesen gut verrühren.

4. Den Eisbergsalat mit der Marinade übergießen und etwa 10 Minuten ziehen lassen.

5. Den Eisbergsalat auf vier großen Tellern anrichten, mit den Melonen- und den Nashistückchen garnieren und servieren.

Variante:
Diesen Salat können Sie auch mit frischem Mangold oder Blattspinat anrichten. Der Salat ist für empfindliche Menschen bekömmlicher, wenn Sie das Gemüse kurz in Salzwasser blanchieren.

Mais-Gurken-Zucchini-Salat mit Feigen

Statt Mais und Feigen schmeckt an diesem Salat Wassermelone sehr gut.

Zutaten für 4 Personen:
400 g junge Zucchini
2 Eßl. Sonnenblumenöl
Meersalz
400 g tiefgefrorener Mais
1 Salatgurke
1 Eßl. Reisessig
2 Eßl. Distelöl
1 Eßl. Ahornsirup
1 Teel. Gewürzsalz (Seiite 11)
4 frische Feigen

Gelingt leicht

Zubereitungszeit: etwa 50 Min.

Pro Portion etwa:
1900 kJ/450 kcal
11 g EW · 14 g F · 72 g KH

1. Die Zucchini waschen, abtupfen und den Stielansatz abschneiden. Die Zucchini vierteln und in feine Stifte schneiden.

2. Das Öl in einem Topf erhitzen. Die Zucchinistifte hinzufügen und bei mittlerer Hitze zugedeckt etwa 8 Minuten dünsten. Den Topf vom Herd nehmen und die Zucchini abkühlen lassen.

3. In einem Topf Salzwasser zum Kochen bringen. Den tiefgekühlten Mais hineingeben und bei schwacher Hitze etwa 6 Minuten köcheln lassen.

Dann in einem Sieb gut abtropfen lassen.

4. Die Gurke schälen, längs halbieren und mit einem Gurkenhobel in feine Scheiben hobeln. Die Gurkenscheiben in eine Schüssel geben, mit Meersalz bestreuen und etwa 5 Minuten ziehen lassen, bis sich Saft bildet.

5. In einer Glasschale für die Marinade 1/4 l Wasser, den Reisessig, das Distelöl, den Ahornsirup und das Gewürzsalz gut verrühren.

6. Die Zucchinistifte und den Mais in die Marinade geben. Das Wasser von den Gurken abgießen, die Gurken ebenfalls in die Marinade geben. Alles vorsichtig miteinander vermischen und etwa 20 Min. ziehen lassen.

7. Den Salat auf großen Tellern anrichten. Die Feigen waschen, abtrocknen und in Scheiben schneiden. Die Feigenscheiben um den Salat herum anrichten.

Tip!
Im Sommer als kleine Mahlzeit gekühlte Wassermelone dazu servieren.

Eisberg-Melonen-Salat mit grüner Sauce

Zutaten für 4 Personen:
1 Eisbergsalat (etwa 600 g)
1 Honigmelone (etwa 400 g)
1 reife Avocado
1 Eßl. Reisessig
2 Eßl. Distelöl
1 1/2 Eßl. Ahornsirup
Meersalz
1 Eßl. Pistazien, fein gehackt

Raffiniert

Zubereitungszeit: etwa 30 Min.

Pro Portion etwa:
800 kJ/190 kcal
5 g EW · 15 g F · 8 g KH

1. Den Eisbergsalat putzen, waschen und in mundgerechte Stücke schneiden.

2. Die Honigmelone halbieren, die Kerne mit einem Löffel herausschaben. Die Melone schälen und je zur Hälfte in Würfel und Scheiben schneiden. Die Melone kühl stellen.

3. Die Avocado halbieren, den Kern entfernen und das Fruchtfleisch mit einem Löffel aus der Schale lösen. In eine hohe Rührschüssel geben. 200 ml kaltes Wasser, den Reisessig, das Öl, den Ahornsirup und Salz hinzugeben und alles pürieren.

4. Den Eisbergsalat auf Teller verteilen und mit der Marinade übergießen. Die Melonenstücke und -streifen darüber geben, mit den Pistazien garnieren.

Zuckerscho-tensalat auf Papayapüree

Zutaten für 4 Personen:

Meersalz

800 g Zuckerschoten

(eventuell tiefgefroren)

2 Eßl. Distelöl

1 Eßl. Reisessig

2 Eßl. Ahornsirup

1 Teel. Gewürzsalz (Seite 11)

2 reife Papayas (etwa 600 g)

einige Dillzweige

Exklusiv

Zubereitungszeit: etwa 30 Min.

Pro Portion etwa:
790 kJ/190 kcal
10 g EW · 6 g F · 24 g KH

1. In einem hohen Topf 1¹/₂ l Wasser mit etwa ¹/₂ Teelöffel Salz zum Kochen bringen. Die Zuckerschoten waschen, putzen und eventuell von den Fäden befreien. Die Schoten ins heiße Wasser geben und etwa 10 Minuten köcheln lassen.

2. Die Zuckerschoten durch ein Sieb abgießen und mit kaltem Wasser abschrecken. Abtropfen und abkühlen lassen.

3. Für die Marinade in einer hohen Schüssel 300 ml Wasser mit dem Öl, dem Reisessig, dem Ahornsirup und dem Gewürzsalz mit einem Schneebesen aufschlagen. Die Zuckerschoten vorsichtig untermischen und etwa 5 Minuten in der Marinade ziehen lassen.

4. Die Papayas halbieren, schälen und die Kerne mit einem Löffel herauslösen. Das Fruchtfleisch in eine Rührschüssel geben und mit dem Pürierstab fein zerkleinern.

5. Das Papayapüree mit einem Löffel in die Mitte des Tellers geben. Den Teller hin und her drehen, bis sich ein Spiegel gebildet hat. Den Zuckerschotensalat in die Mitte geben. Mit dem gewaschenen und gezupften Dill garnieren.

Champignon-Gurken-Salat

Zutaten für 4 Personen:

2 Eßl. Distelöl

1 Eßl. Reisessig

1 Eßl. Ahornsirup

¹/₂ Teel. Gewürzsalz (Seite 11)

500 g Champignons

1 Salatgurke

2 Granatäpfel

Basilikumblätter zum Garnieren

Gelingt leicht

Zubereitungszeit: etwa 30 Min.

Pro Portion etwa:
410 kJ/100 kcal
4 g EW · 6 g F · 9 g KH

1. Für die Marinade in einer hohen Rührschüssel das Öl mit dem Essig, dem Ahornsirup, Salz und ¹/₈ l Wasser verrühren. Alles mit einem Schneebesen gut aufschlagen und kalt stellen, bis die restlichen Zutaten vorbereitet sind.

2. Die Pilze waschen, putzen, von den Stielenden befreien und in Scheiben schneiden.

3. Die Salatgurke waschen, schälen, halbieren und die Kerne mit einem Löffel herausschaben. Die Gurkenhälften fein hobeln.

4. Die Pilz- und die Gurkenscheiben in eine Schüssel geben. Die Marinade darüber gießen, alles vorsichtig vermengen und etwa 15 Minuten ziehen lassen.

5. Salat auf Teller verteilen. Die Granatäpfel halbieren, die Kerne mit einem Löffel herausschaben und über den Salat verteilen. Mit Basilikumblättern garnieren.

Im Bild oben: Zuckerschotensalat auf Papayapüree
Im Bild unten: Champignon-Gurken-Salat

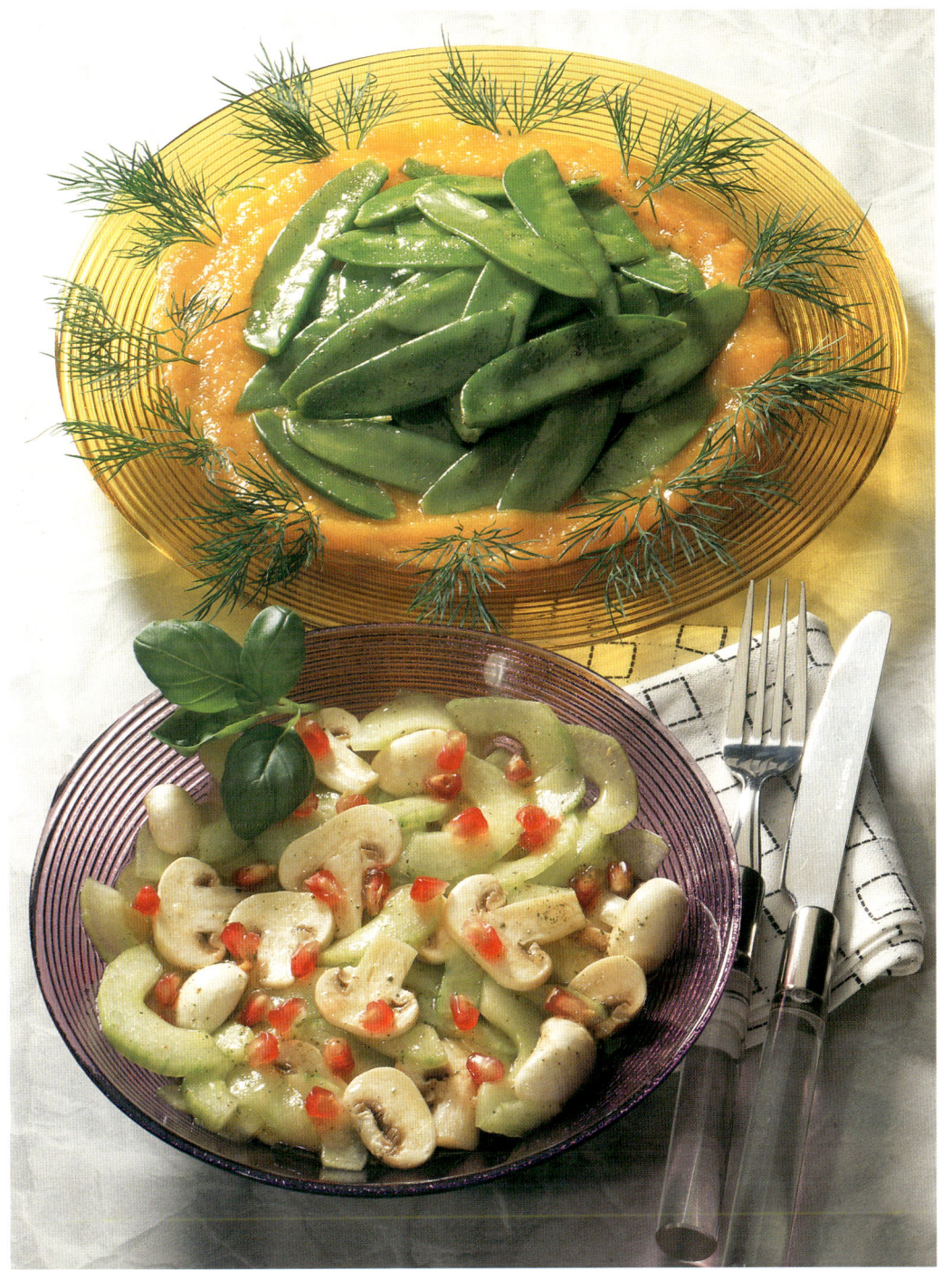

Kartoffel-cremesuppe

Zutaten für 4 Personen:
1 kg mehligkochende Kartoffeln
3 Eßl. Sonnenblumenöl
Gewürzsalz (Seite 11)
150 g Sahne
etwa 1 Eßl. Basilikum, frisch gehackt

Preiswert

Zubereitungszeit: etwa 1 Std.

Pro Portion etwa:
1500 kJ/360 kcal
6 g EW · 20 g F · 40 g KH

1. Die Kartoffeln schälen, waschen und klein würfeln.

2. Das Öl erhitzen. Die Kartoffeln darin andünsten. Etwa 1 Eßlöffel Gewürzsalz darüber streuen und mit 1 l Wasser aufgießen. Die Suppe zugedeckt bei mittlerer Hitze etwa 20 Minuten garen, bis die Kartoffeln weich sind.

3. Dann die Sahne unterrühren. Die Suppe im Topf mit dem Pürierstab pürieren und nochmals kurz aufwallen lassen.

4. Die Suppe mit Gewürzsalz abschmecken und mit dem Basilikum bestreut servieren.

Kürbiscreme-suppe

Zutaten für 4 Personen:
2 kg Kürbis
Meersalz
300 g Sahne
½ Zimtstange
2 Eßl. Ahornsirup
2 Eßl. Sauerrahmbutter
100 g Kürbiskerne, fein gemahlen

Gelingt leicht

Zubereitungszeit: etwa 1 Std.

Pro Portion etwa:
2300 kJ/550 kcal
13 g EW · 47 g F · 19 g KH

1. Den Kürbis halbieren und die Kerne herauslösen. Den Kürbis schälen und in 1½ cm große Stücke schneiden. In einen hohen Topf geben, mit Wasser bedecken, mit etwa ½ Teelöffel Salz bestreuen und zum Kochen bringen. Den Kürbis zugedeckt bei mittlerer Hitze etwa 25 Minuten köcheln lassen, bis er weich ist.

2. Den Topf vom Herd nehmen, den Kürbis im Topf mit dem Pürierstab fein zerkleinern. Die Sahne, 300 ml Wasser, den Zimt und den Ahornsirup unterrühren und die Suppe bei schwacher Hitze noch etwa 10 Minuten köcheln lassen.

3. Die Zimtstange herausnehmen. Die Butter in Stückchen hineingeben und die Suppe nochmals gut aufschlagen. Die Suppe mit den Kürbiskernen bestreut servieren.

Spinatcreme-suppe

Zutaten für 4 Personen:
1 ½ kg Spinat
Meersalz
3 Eßl. Sauerrahmbutter
Gewürzsalz (Seite 11)
200 g Sahne

Preiswert

Zubereitungszeit: etwa 25 Min.

Pro Portion etwa:
1300 kJ/310 kcal
8 g EW · 29 g F · 3 g KH

1. Den Spinat verlesen und in stehendem kaltem Wasser mehrmals gründlich waschen.

2. 2 l Salzwasser zum Kochen bringen. Den Spinat darin bei mittlerer Hitze zugedeckt etwa 5 Minuten köcheln lassen. Auf einem Sieb gut abtropfen lassen.

3. Den Spinat im Mixer pürieren. Dabei bei Bedarf etwas Wasser hinzugeben.

4. Die Butter zerlassen. Den Spinatbrei hineingeben, mit 1 l Wasser auffüllen und einmal aufkochen lassen. Die Suppe mit dem Gewürzsalz abschmecken, die Sahne unterrühren.

Zuckerscho- tensuppe mit Maisklößchen

Zutaten für 4 Personen:
Für die Maisklößchen:
30 g (6 Teel.) Ei-Ersatz
100 g Sahne
50 g Sauerrahm-Butter
Meersalz
100 g Maisgrieß
Für die Suppe:
600 g Zuckerschoten
1 Teel. Gewürzsalz (Seite 11)
2 Eßl. Butterschmalz
2 Eßl. Crème double
1 Eßl. Kürbiskerne, fein gemahlen

Braucht etwas Zeit

Zubereitungszeit: etwa 1¼ Std.

Pro Portion etwa:
2100 kJ/500 kcal
10 g EW · 37 g F · 33 g KH

1. Den Ei-Ersatz mit 120 ml Wasser kräftig aufschlagen.

2. Die Sahne, 150 ml Wasser, die Butter und 1 Teelöffel Salz erhitzen, bis die Butter geschmolzen ist. Den Maisgrieß unter ständigem Rühren einrieseln lassen. Die Masse erhitzen, bis sich beim Rühren ein dicker Teigkloß an den Löffel hängt.

3. Den Topf vom Herd nehmen und den Ei-Ersatz unterrühren. Die Masse abkühlen lassen.

4. Die Zuckerschoten waschen und putzen. 1 l Wasser mit dem Gewürzsalz zum Kochen bringen. Die Zuckerschoten hin-

eingeben und etwa 4 Minuten kochen lassen. Dann abtropfen lassen, die Brühe dabei auffangen.

5. Für die Klößchen reichlich Salzwasser zum Kochen bringen. Zwei Eßlöffel in kaltes Wasser tauchen und vom Teig längliche Klöße abstechen. Die Klöße in leicht siedendes Salzwasser geben und etwa 10 Minuten darin ziehen lassen.

6. Das Butterschmalz schmelzen. Die Zuckerschoten darin 3 Minuten dünsten, mit dem Brühwasser aufgießen. Die Maisklößchen aus dem Wasser heben, hinzugeben und alles noch etwa 10 Minuten bei schwacher Hitze sieden lassen.

7. Die Crème double in die Suppe rühren, mit Gewürzsalz abschmecken. Mit den Kürbiskernen bestreut servieren.

Gemüsesuppe mit Dinkelbrot- würfeln

Zutaten für 4 Personen:
Gewürzsalz (Seite 11)
300 g tiefgefrorener Broccoli
300 g tiefgefrorener Mais
300 g tiefgefrorene runde Möhren
300 g frischer Chinakohl
120 g Butterschmalz
2 Scheiben Dinkelbrot
(Rezept Seite 56)

Gelingt leicht

Zubereitungszeit: etwa 45 Min.

Pro Portion etwa:
1800 kJ/430 kcal
8 g EW · 32 g F · 27 g KH

1. In einem großen Topf 1½ l Wasser mit 1 gehäuften Teelöffel Gewürzsalz zum Kochen bringen. Das tiefgekühlte Gemüse hineingeben und etwa 5 Minuten blanchieren. Herausnehmen und mit kaltem Wasser abschrecken.

2. Inzwischen den Chinakohl putzen, waschen und in 2 cm dicke Scheiben schneiden. Die Kohlscheiben im kochenden Wasser etwa 4 Minuten blanchieren. Dann abgießen, dabei das Gemüsewasser auffangen. 1 l abmessen.

3. In einem hohen Topf 100 g Butterschmalz schmelzen. Das Gemüse außer dem Kohl hinzufügen und unter Rühren andünsten. Mit dem Gemüsewasser auffüllen und die Suppe etwa 10 Minuten bei mittlerer Hitze leicht köcheln lassen.

4. Den Kohl hineingeben und die Suppe mit Gewürzsalz abschmecken.

5. In einer Pfanne das übrige Butterschmalz zerlassen. Die Dinkelbrotscheiben in Würfel schneiden und bei mittlerer Hitze unter Rühren darin anrösten, bis sie goldbraun sind. Die Suppe mit den Brotwürfeln bestreut servieren.

Zucchini-Tortillas

Zutaten für 4 Personen:

500 g Zucchini

Gewürzsalz (Seite 11)

400 g Tortilla-Teigmischung (Seite 11)

4–6 Eßl. Kokosfett

Gelingt leicht

Zubereitungszeit: etwa 1 Std.

Pro Portion etwa:
2025 kJ/485 kcal
2 g EW · 13 g F · 52 g KH

Tip!
Die Tortillas schmecken ausgezeichnet zu Salaten.

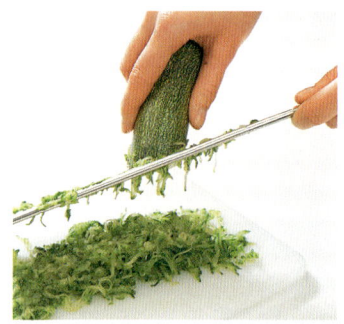

1. Die Zucchini waschen, von den Stielansätzen befreien und auf einem Gemüsehobel streichholzfein hobeln. In eine Schüssel geben, mit Salz bestreuen und etwa 30 Minuten Wasser ziehen lassen.

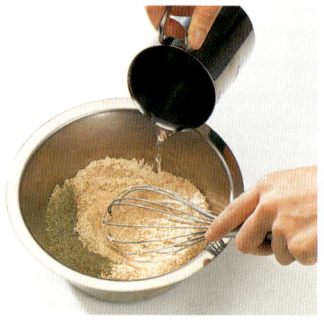

2. Die Tortilla-Teigmischung mit 300 ml kaltem Wasser und 2 Teelöffeln Salz gut verrühren und etwa 10 Minuten quellen lassen.

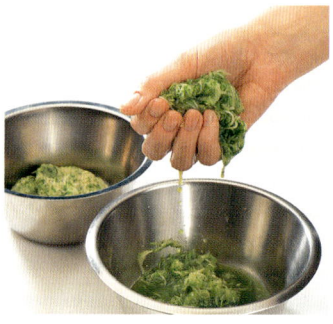

3. Die Zucchiniraspel mit den Händen gut ausdrücken und in den Teig geben. Alles gut miteinander verrühren.

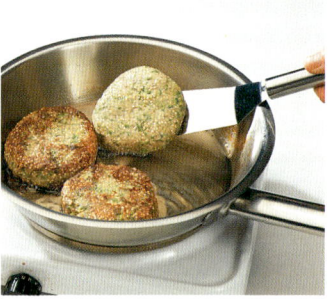

4. Etwas Kokosfett in einer Pfanne erhitzen. Mit nassen Händen etwa 2 cm dicke Tortillas formen, in die Pfanne geben und bei mittlerer Hitze pro Seite etwa 4 Minuten braten, bis sie goldbraun sind.

Kartoffel-Dill-Plätzchen

Zutaten für 4 Personen:
20 g (4 Teel.) Ei-Ersatz
800 g mehligkochende Kartoffeln
150 g Dinkelmehl
200 g Streichfein
(Frischkäse aus dem Reformhaus)
Gewürzsalz (Seite 11)
1 Bund Dill
2–4 Eßl. Kokosfett

Preiswert

Zubereitungszeit: etwa 45 Min.

Pro Portion etwa:
2400 kJ/570 kcal
14 g EW · 32 g F · 54 g KH

Tip!
Schmecken gut zu Gemüseaufläufen und Salaten.

Variante:
Die Plätzchen sind auch mit anderen Kräutern, zum Beispiel mit Majoran, eine köstliche Beilage.

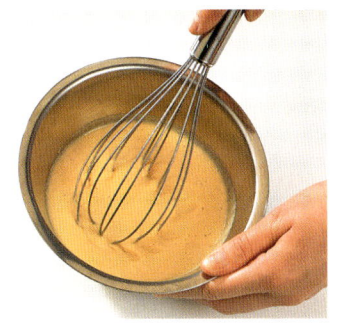

1. Den Ei-Ersatz mit 80 ml Wasser mit dem Pürierstab oder dem Handrührgerät gründlich verrühren und zur Seite stellen.

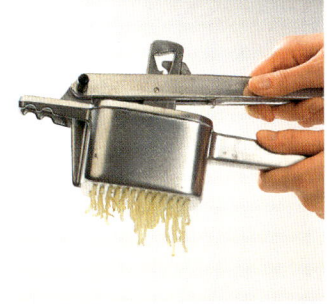

2. Die Kartoffeln unter fließendem Wasser gut abbürsten und mit wenig Wasser in einen Topf geben. Die Kartoffeln zugedeckt bei mittlerer Hitze in etwa 25 Minuten weich kochen. Die Kartoffeln abgießen, schälen und durch eine Kartoffelpresse drücken.

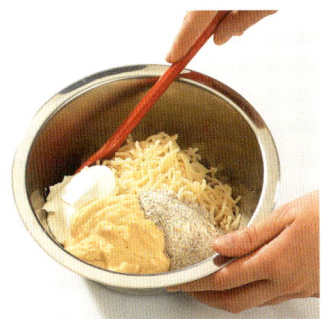

3. Das Mehl, das Streichfein, den Ei-Ersatz und etwa 1 Teelöffel Gewürzsalz in die Kartoffelmasse geben und gut verkneten. Den Dill abspülen, klein hacken und ebenfalls unter den Kartoffelteig geben.

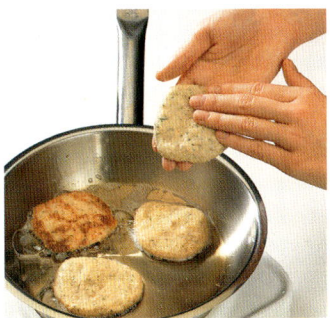

4. In einer Pfanne etwas Fett erhitzen. Mit angefeuchteten Händen kleine Plätzchen aus der Kartoffelmasse formen und im heißen Fett von beiden Seiten bei mittlerer Hitze in etwa 5 Minuten knusprig braun backen.

Gurken-gemüse mit Dill

Zutaten für 4 Personen:
2 große Gurken (etwa 800 g)
Meersalz
40 g Sauerrahmbutter
2 Eßl. Dill, frisch gehackt

Preiswert

Zubereitungszeit: etwa 20 Min.

Pro Portion etwa:
420 kJ/100 kcal
1 g EW · 9 g F · 4 g KH

1. Die Gurken dünn schälen, der Länge nach halbieren und die Kerne mit einem Löffel herausschaben. Die Gurken in kleine, etwa 5 cm dicke Scheiben schneiden.

2. Die Gurken in einem Topf mit wenig Salzwasser mischen und etwa 10 Minuten bei mittlerer Hitze zugedeckt kochen lassen.

3. Die Butter zu den Gurken geben, alles kurz unter Rühren weitergaren. Mit dem Dill bestreut servieren.

Tip!

Das Gurkengemüse erkalten lassen und mit einer Marinade als Vorspeise servieren.

Kartoffelklöße mit geröstetem Sesam

Zutaten für 4 Personen:
750 g mehligkochende Kartoffeln
2 Eßl. Sesamsamen
40 g weiche Sauerrahmbutter
100 g Dinkelmehl
125 g Sahne
Meersalz
1 Eßl. Liebstöckelblätter
oder Kräuter nach Verträglichkeit

Braucht etwas Zeit

Zubereitungszeit: etwa 1½ Std.

Pro Portion etwa:
1700 kJ/400 kcal
9 g EW · 22 g F · 46 g KH

1. Die Kartoffeln unter fließendem Wasser abbürsten. Mit wenig Wasser in einen Topf geben, zum Kochen bringen und zugedeckt bei mittlerer Hitze in etwa 20 Minuten weich kochen.

2. Die Kartoffeln abgießen, schälen und heiß durch die Kartoffelpresse drücken. Abkühlen lassen.

3. Etwa die Hälfte der Sesamsamen fein mahlen. Die restlichen Sesamsamen in einer Pfanne ohne Fett anrösten, bis die Samen platzen und gut duften. Zur Seite stellen.

4. In einem großen Topf etwa 2 l Salzwasser zum Kochen bringen.

5. Inzwischen erkaltete Kartoffelmasse in eine Schüssel geben. Den gemahlenen Sesam, die Butter, das Mehl und die Sahne dazugeben und alles glattrühren. Den Kartoffelteig mit Meersalz abschmecken. Zum Schluß die gerösteten Sesamsamen unterkneten.

6. Aus der Kartoffelmasse mit zwei nassen Eßlöffeln ovale Klöße formen. In das kochende Salzwasser geben und bei mittlerer Hitze darin etwa 8 Minuten ziehen lassen. (Nicht mehr kochen lassen!) Wenn die Klöße oben schwimmen, sind sie gar.

Tip!

Kartoffelklöße sind eine schmackhafte Beilage zu Gerichten mit Sauce.

Tortillas

Zutaten für 4 Personen:
400 g Tortilla-Teigmischung (Seite 11)
Gewürzsalz (Seite 11)
2–4 Eßl. Kokosfett
300 g Streichfein
(Frischkäse aus dem Reformhaus)
einige Dillspitzen

Preiswert

Zubereitungszeit: etwa 45 Min.

Pro Portion etwa:
2025 kJ/485 kcal
3 g EW · 16 g F · 50 g KH

1. In einer Schüssel die Teigmischung und 1½ Teelöffel Salz mit ½ l kaltem Wasser gut verrühren und etwa 10 Minuten quellen lassen.

2. Dann in einer Pfanne etwas Kokosfett erhitzen. Mit angefeuchteten Händen aus dem Teig etwa ½ cm dicke Fladen von 10 cm Durchmesser formen. Im heißen Fett bei mittlerer Hitze 3–4 Minuten pro Seite goldbraun braten. Die fertigen Tortillas auf Haushaltspapier abtropfen lassen, mit Streichfein bestreichen, mit Dill bestreuen und servieren.

Tip!

Tortillas schmecken auch als Brotersatz. Lassen Sie sie abkühlen und schieben Sie sie vor dem Essen kurz in den Toaster.

Kartoffel-plätzchen

Zutaten für 2–4 Personen:
500 g mehligkochende Kartoffeln
3 g Biobin
50 g Dinkelmehl
3 Eßl. saure Sahne
Gewürzsalz (Seite 11)
etwa 2 Eßl. Butterschmalz

Gelingt leicht

Zubereitungszeit: etwa 45 Min.

Bei 4 Personen pro Portion etwa:
1100 kJ/260 kcal
5 g EW · 15 g F · 28 g KH

1. Die Kartoffeln waschen, in einen Topf geben, knapp mit Wasser bedecken und zugedeckt bei mittlerer Hitze in etwa 20 Minuten weich kochen.

2. Die Kartoffeln abgießen, schälen, zum Trockendampfen wieder kurz auf die Herdplatte stellen.

3. Die Kartoffeln in eine Rührschüssel geben. Das Biobin, das Mehl und die saure Sahne hinzufügen und alles mit einem Pürierstab gut pürieren, bis eine cremige Masse entstanden ist. Den Teig mit Gewürzsalz abschmecken.

4. In einer beschichteten Pfanne das Butterschmalz erhitzen. Mit einem Eßlöffel kleine Häufchen vom Kartoffelteig in die Pfanne setzen, glattstreichen und pro Seite bei mittlerer Hitze etwa 4 Minuten backen, bis sie goldgelb sind.

Tip!

Auch kalt mit gewürzter saurer Sahne köstlich.

Hausgemachte Dinkelspätzle

Zutaten für 4 Personen:
Meersalz
40 g (8 Teel.) Ei-Ersatz
500 g Dinkelmehl
¼ l stilles Mineralwasser

Gelingt leicht

Zubereitungszeit: etwa 45 Min.

Pro Portion etwa:
1700 kJ/400 kcal
15 g EW · 3 g F · 78 g KH

1. In einem großen Topf reichlich Salzwasser zum Kochen bringen.

2. In einer hohen Rührschüssel den Ei-Ersatz mit 160 ml kaltem Wasser aufschlagen. Zur Seite stellen.

3. In eine andere Schüssel das Mehl, etwa 1 Teelöffel Salz und das Mineralwasser geben und verrühren. Den Ei-Ersatz untermischen und den Teig so lange schlagen, bis er Blasen schlägt.

4. Nacheinander Teig auf ein großes nasses Brett streichen und mit der stumpfen Seite eines langen Messers kleine Spätzle in das kochende Salzwasser schaben.

5. Die Spätzle bei schwacher Hitze im Wasser ziehen lassen, bis sie oben schwimmen. Mit einem Schaumlöffel herausnehmen, in ein Kuchensieb geben und mit kaltem Wasser abschrecken. Entweder sofort servieren oder vor dem Essen noch einmal kurz erwärmen.

Tip!

Die fertigen Dinkelspätzle können Sie in einer Pfanne mit geschmolzener Butter schwenken.

Mangold-gemüse in Buttersauce

Zutaten für 4 Personen:

1 kg Stielmangold
3 Eßl. Sauerrahmbutter
1 Teel. Gewürzsalz (Seite 11)
1 Teel. Reisessig
3 Eßl. Crème double

Raffiniert

Zubereitungszeit: etwa 45 Min.

Pro Portion etwa:
1100 kJ/260 kcal
5 g EW · 23 g F · 2 g KH

1. Den Mangold waschen und die Enden großzügig abschneiden. Die Blätter von den Stielen trennen, die Stiele in breite Streifen schneiden.

2. Die Butter in einem Topf schmelzen, die Stiele hineingeben und etwa 10 Minuten zugedeckt bei schwacher Hitze dünsten.

3. Die Blätter in dünne Streifen schneiden und mit Gewürzsalz zu den Stielen in den Topf geben. Den Reisessig, die Crème double und 1/4 l Wasser verrühren und zum Gemüse geben. Noch einmal kurz aufkochen lassen, dann servieren.

Grüne Bohnen mit frischem Bohnenkraut

Zutaten für 4 Personen:

1 kg Stangenbohnen oder
breite Bohnen
80 g Sauerrahmbutter
Gewürzsalz (Seite 11)
2 Zweige frisches Bohnenkraut
1 Eßl. Dinkelmehl

Preiswert

Zubereitungszeit: etwa 40 Min.

Pro Portion etwa:
960 kJ/230 kcal
5 g EW · 17 g F · 12 g KH

1. Die Bohnen waschen, wenn erforderlich die Fäden abziehen, die Enden abschneiden. Die Bohnen in etwa 3 cm dicke, schräge Stücke schneiden.

2. In einem großen Topf die Hälfte der Butter zerlassen. Die Bohnen hinzufügen und zugedeckt bei mittlerer Hitze etwa 10 Minuten dünsten. Dabei immer wieder durchrühren.

3. Das Gewürzsalz darübergeben und alles mit etwa 1 l Wasser aufgießen. Das Bohnenkraut auf die Bohnen geben und noch etwa 10 Minuten garen. Dann durch ein Sieb abgießen, das Kochwasser dabei auffangen.

4. Die restliche Butter in einer Pfanne erhitzen. Das Mehl darin unter Rühren anschwitzen. Mit dem Kochwasser ablöschen und zum Kochen bringen. Einige Minuten köcheln lassen, dann mit Gewürzsalz abschmecken.

5. Das Bohnenkraut vom Gemüse nehmen, die Bohnen in eine Schüssel füllen, mit der Mehlschwitze übergießen und servieren.

Tip!

Die Bohnen schmecken besonders gut als Beilage zur Lammschulter mit Aprikosensauce (Rezept Seite 42).

Im Bild oben: Grüne Bohnen mit frischem Bohnenkraut
Im Bild unten: Mangoldgemüse in Buttersauce

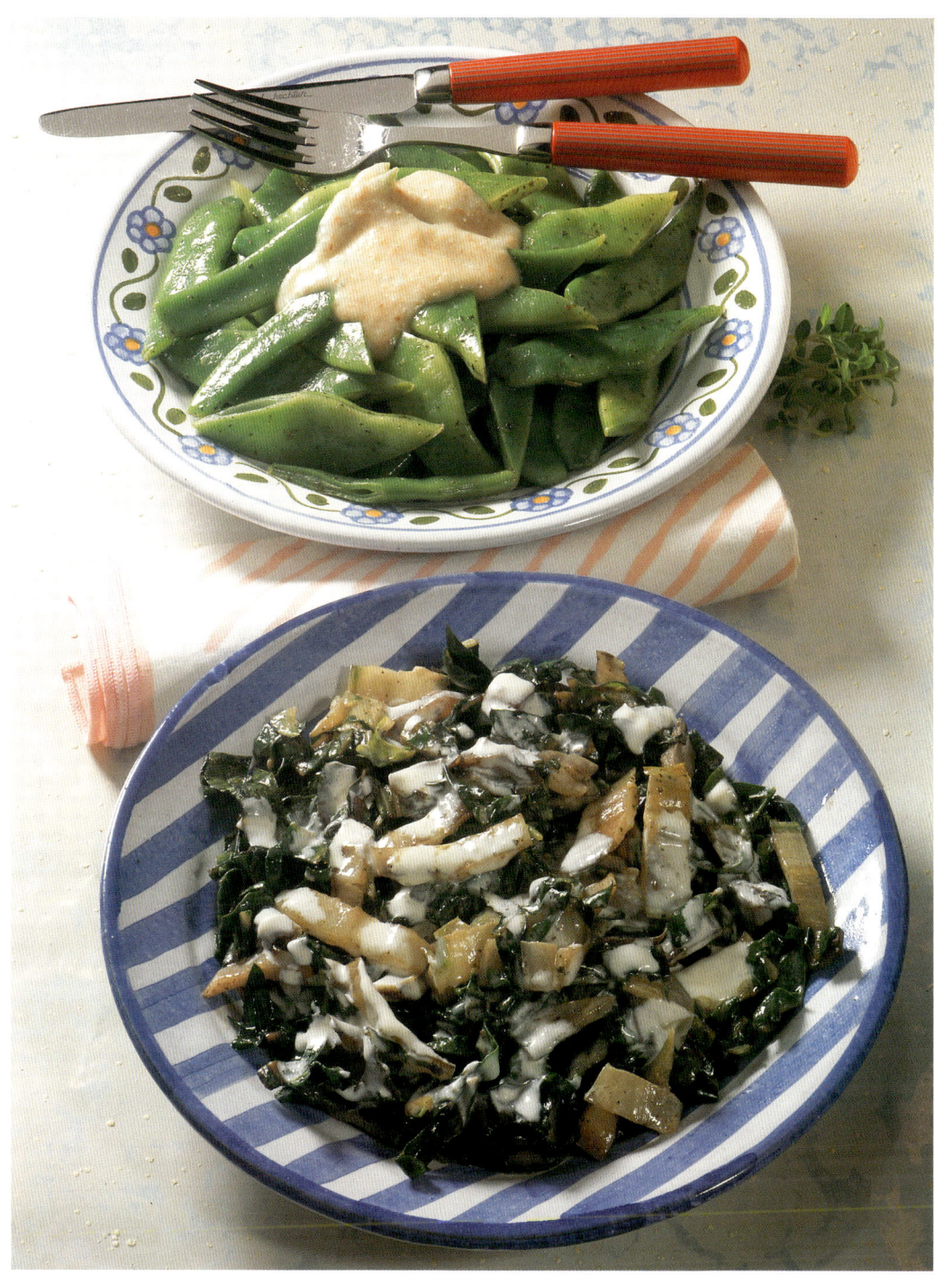

Überbackenes Auberginen-Gemüse

Zutaten für 4–6 Personen:
2 mittelgroße Auberginen
Meersalz
2 schmale Zucchini
2–4 Eßl. Sonnenblumenöl
300 g Streichfein
(Frischkäse aus dem Reformhaus)
1 Eßl. Sahne
1 Teel. Gewürzsalz (Seite 11)
2 Eßl. Sonnenblumenkerne
Für das Backblech: Öl

Preiswert

Zubereitungszeit: etwa 45 Min.

Bei 6 Personen pro Portion etwa:
1100 kJ/260 kcal
8 g EW · 23 g F · 4 g KH

1. Die Auberginen waschen, putzen und jeweils in vier Scheiben von etwa 1 cm Dicke schneiden. Die Auberginen mit Meersalz bestreuen und etwa 10 Minuten ziehen lassen.

2. Die Zucchini waschen, von den Stielenden befreien und in gleichmäßige Scheiben schneiden. Mit Meersalz bestreuen und ebenfalls etwa 10 Minuten ziehen lassen.

3. Die Auberginenscheiben mit Küchenpapier trockentupfen. In einer Pfanne das Öl erhitzen und die Auberginenscheiben von beiden Seiten bei mittlerer Hitze kurz anbraten. Dann nebeneinander auf ein gefettetes Backblech legen.

4. Jetzt die Zucchinischeiben mit etwas Öl in die Pfanne geben und etwa 5 Minuten bei schwacher Hitze andünsten. Zu den Auberginenscheiben auf das Blech geben.

5. Den Backofen auf 220° vorheizen.

6. Das Streichfein mit der Sahne und dem Gewürzsalz verrühren und gut aufschlagen. Die Sahnesauce über die Gemüsescheiben verteilen.

7. Das Gemüse im Backofen (Mitte) etwa 15 Minuten backen.

8. In der Zwischenzeit die Sonnenblumenkerne in einer Pfanne ohne Fett bei mittlerer Hitze unter Rühren etwa 8 Minuten rösten.

9. Das Gemüse auf Teller verteilen und mit den gerösteten Sonnenblumenkernen bestreuen.

Mangold-rouladen mit Pilzen

Zutaten für 4 Personen:
1 kg Mangold (etwa 2 Stauden)
600 g Champignons
1 Eßl. Sauerrahmbutter
200 g Streichfein mit Kräutern
(Frischkäse aus dem Reformhaus)
1 Teel. Gewürzsalz (Seite 11)
100 g Sahne
1 Eßl. Sesamsamen
Für die Form: Fett

Gelingt leicht

Zubereitungszeit: etwa 45 Min.

Pro Portion etwa:
1500 kJ/360 kcal
15 g EOW · 30 g F · 4 g KH

1. In einem hohen Topf reichlich Wasser aufkochen.

2. Von den Mangoldstauden 8 große Blätter ablösen, waschen und im kochenden Wasser etwa 4 Minuten blanchieren. Herausnehmen, mit kaltem Wasser abschrecken und auf Haushaltspapier legen.

3. Den restlichen Mangold waschen, kleinschneiden und ebenfalls 4 Minuten blanchieren. Auf ein Sieb geben und abtropfen lassen.

4. Die Champignons kurz waschen, putzen und in kleine Würfel schneiden.

5. In einem Topf die Butter erhitzen. Die Pilze darin bei starker Hitze etwa 4 Minuten dünsten, dann abkühlen lassen.

6. Die abgekühlten Pilze, die Mangoldstreifen, das Streichfein sowie das Gewürzsalz in eine Schüssel geben und miteinander vermengen.

7. Eine Auflaufform fetten. Den Backofen auf 200° vorheizen.

8. Die Mangold-Champignonmasse gleichmäßig auf die Mangoldblätter verteilen und vorsichtig glatt streichen. Die Blätter von der Spitze aus aufrollen und in die Form legen. Die Sahne darüber gießen.

9. Die Mangoldrouladen im heißen Ofen (Mitte) etwa 15 Minuten backen, bis sie sehr heiß sind.

10. Inzwischen die Sesamsamen in einer Pfanne ohne Fett bei mittlerer Hitze anrösten, bis sie anfangen zu duften. Die Rouladen damit bestreuen.

Gemüse in Mandel-Pinien-kern-Sauce

Zutaten für 4 Personen:
400 g Schwarzwurzeln
1 Eßl. Reisessig
2 Eßl. Sahne
400 g Kohlrabi
400 g Broccoli
2 Eßl. Sonnenblumenöl
Gewürzsalz (Seite 11)
3 Eßl. Sauerrahmbutter
2 Eßl. Dinkelmehl
50 g gehäutete Mandeln,
frisch gemahlen
125 g Sahne
50 g Pinienkerne, fein gehackt
1 Zweig Liebstöckel, fein gehackt

Raffiniert

Zubereitungszeit: etwa 1 Std.

Pro Portion etwa:
2100 kJ/500 kcal
12 g EW · 44 g F · 16 g KH

1. Die Schwarzwurzeln waschen, schälen, in etwa 2 cm große Stücke schneiden und in eine Schüssel geben. Den Essig mit 1/8 l Wasser und der Sahne

mischen und über die Schwarzwurzeln gießen, damit sie sich nicht braun verfärben.

2. Die Kohlrabi schälen und grob würfeln. Den Broccoli waschen, putzen und in kleine Röschen teilen. Die Stiele dünn schälen und in Scheiben schneiden.

3. In einem Topf das Öl erhitzen. Die Schwarzwurzeln sehr gut abtropfen lassen und im Öl bei mittlerer Hitze etwa 5 Minuten andünsten. Mit 1/2 l Wasser und 1 Teelöffel Gewürzsalz aufgießen und zugedeckt etwa 10 Minuten garen. Die Kohlrabiwürfel hineingeben und das Gemüse nochmals etwa 10 Minuten kochen lassen. Nochmals 1/2 l Wasser angießen, den Broccoli hinzufügen und bei mittlerer Hitze etwa 5 Minuten köcheln lassen, bis das Gemüse gar ist. Das Gemüse abgießen, von der Garflüssigkeit 1/2 l abmessen.

4. Die Butter in einem Topf erhitzen. Das Dinkelmehl und die gemahlenen Mandeln hineingeben und unter Rühren bei mittlerer Hitze etwa 4 Minuten lang anrösten. Das Gemüsewasser hinzugießen und aufkochen lassen. Die Sahne unterrühren und die Sauce bei schwacher Hitze etwa 5 Minuten ziehen lassen.

5. Das Gemüse in die Sauce geben und noch einmal kurz erhitzen. Mit den Pinienkernen und dem Liebstöckel bestreut servieren.

Gemüse-Kartoffel-Eintopf

Zutaten für 3–4 Personen:
400 g mehligkochende Kartoffeln
200 g Kohlrabi
2 Eßl. Sonnenblumenöl
200 g Broccoli · 200 g Zucchini
1 Teel. Gewürzsalz (Seite 11)
1 Eßl. getrockneter Majoran

Rezept zum Titelbild

Zubereitungszeit: etwa 1 Std.

Bei 4 Personen pro Portion etwa:
630 kJ/150 kcal
6 g EW · 5 g F · 20 g KH

1. Die Kartoffeln schälen, waschen und würfeln. In Wasser zugedeckt bei mittlerer Hitze etwa 20 Minuten garen.

2. Den Kohlrabi schälen, waschen und in Stifte schneiden. Das Öl erhitzen, die Kohlrabistifte darin andünsten, 1/2 l Wasser angießen und den Kohlrabi zugedeckt etwa 4 Minuten köcheln lassen.

3. Den Broccoli waschen. Die Stiele schälen und mit den Röschen zum Kohlrabi geben. Alles zusammen noch einmal etwa 3 Minuten zugedeckt garen.

4. Die Zucchini waschen, putzen und in 1 cm dicke Scheiben schneiden. Zum Gemüse geben, weitere 3 Minuten garen. Mit dem Gewürzsalz abschmecken. Die Kartoffeln abgießen und zu dem Gemüse geben. Mit dem Majoran bestreuen.

Maisnudeln mit frischem Lachs

Zutaten für 4 Personen:

Meersalz

1 Eßl. Sonnenblumenöl

500 g Maisnudeln (Spaghetti)

400 g filetierter, enthäuteter Lachs

1 Eßl. Butterschmalz

125 g Crème double

2 Eßl. Dill, fein gehackt

Raffiniert

Zubereitungszeit: etwa 30 Min.

Pro Portion etwa:
2700 kJ/640 kcal
26 g EW · 38 g F · 47 g KH

1. In einem großen Topf 3 l Wasser mit Salz und dem Öl zum Kochen bringen. Die Nudeln hineingeben und bei starker Hitze bißfest kochen. Zwischendurch probieren! Die Nudeln abgießen und warm halten.

2. Inzwischen den Lachs kalt abspülen, trockentupfen und in feine Streifen schneiden. In einer Pfanne das Butterschmalz erhitzen, den Lachs darin anbraten. Mit 1/8 l Wasser ablöschen und mit der Crème double und Salz abschmecken. Nicht mehr kochen lassen.

3. Die Nudeln auf Teller verteilen, mit Lachssauce begießen und mit gehacktem Dill bestreuen.

Tip!

Dieses Gericht können Sie gut vorbereiten: Geben Sie die Nudeln in eine gefettete Auflaufform, gießen die Sauce darüber und backen alles im vorgeheizten Backofen etwa 10 Minuten bei 180°.

Zuckerschoten-Fenchel-Gemüse

Zutaten für 4 Personen:

Meersalz

600 g Fenchel

400 g Zuckerschoten

3 Eßl. Sauerrahmbutter

2 Eßl. Dinkelmehl

4 Eßl. Sahne

Gewürzsalz (Seite 11)

100 g Mandelblättchen

Gelingt leicht

Zubereitungszeit: etwa 45 Min.

Pro Portion etwa:
1700 kJ/400 kcal
13 g EW · 30 g F · 18 g KH

1. In einem Topf 1 1/2 l Salzwasser zum Kochen bringen. Den Fenchel putzen, waschen und vierteln. Das Fenchelgrün fein hacken und beiseite stellen. Die Zuckerschoten waschen, putzen und eventuell von den Fäden befreien. Die Fenchelviertel im kochenden Salzwasser 3–5 Minuten blanchieren. Dann mit einem Schaumlöffel herausnehmen und kalt abschrecken. Die Zuckerschoten im Kochwasser 3–5 Minuten blanchieren und ebenfalls abschrecken.

2. In einem Topf die Butter zerlassen. Das Dinkelmehl darin unter Rühren anschwitzen. Vom Gemüsewasser 1/4 l abmessen und dazugießen. Die Sauce etwa 5 Minuten bei mittlerer Hitze köcheln lassen.

3. Die Sahne unterrühren und die Sauce mit Gewürzsalz abschmecken. Das Gemüse vorsichtig unterheben und bei schwacher Hitze etwa 10 Minuten ziehen lassen.

4. Das Gemüse in eine Schüssel geben, mit den Mandelblättchen und dem Fenchelgrün bestreuen.

Variante:

Gut schmeckt dieses Gemüse mit geschmorten Birnen. Dazu 2 Birnen schälen, würfeln und etwa 3 Minuten blanchieren.

Bild oben: Maisnudeln mit frischem Lachs
Bild unten: Zuckerschoten-Fenchel-Gemüse

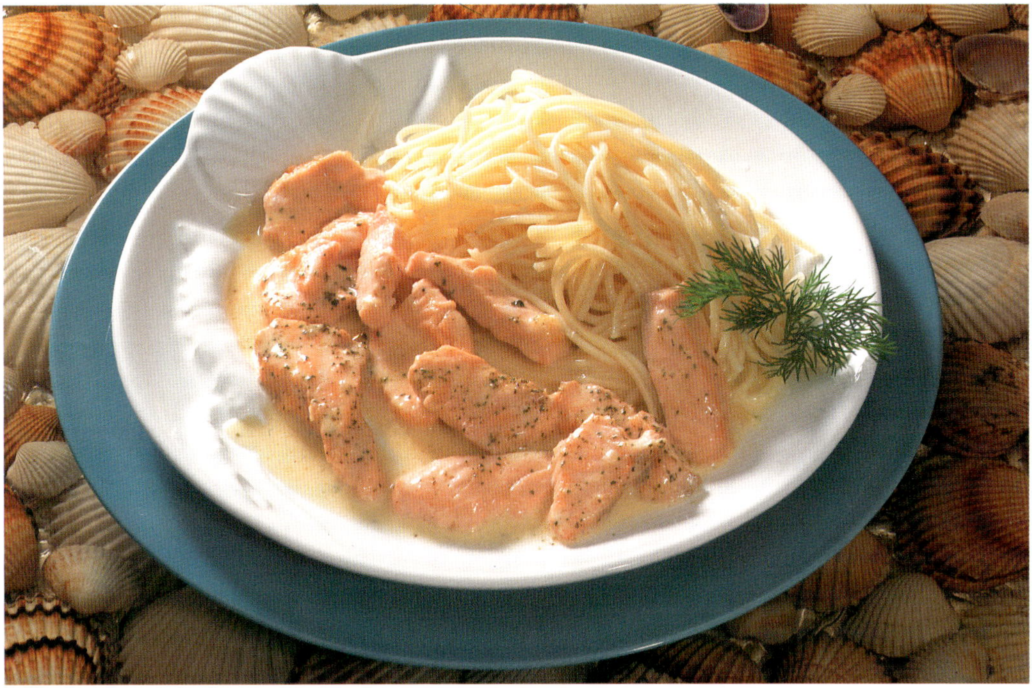

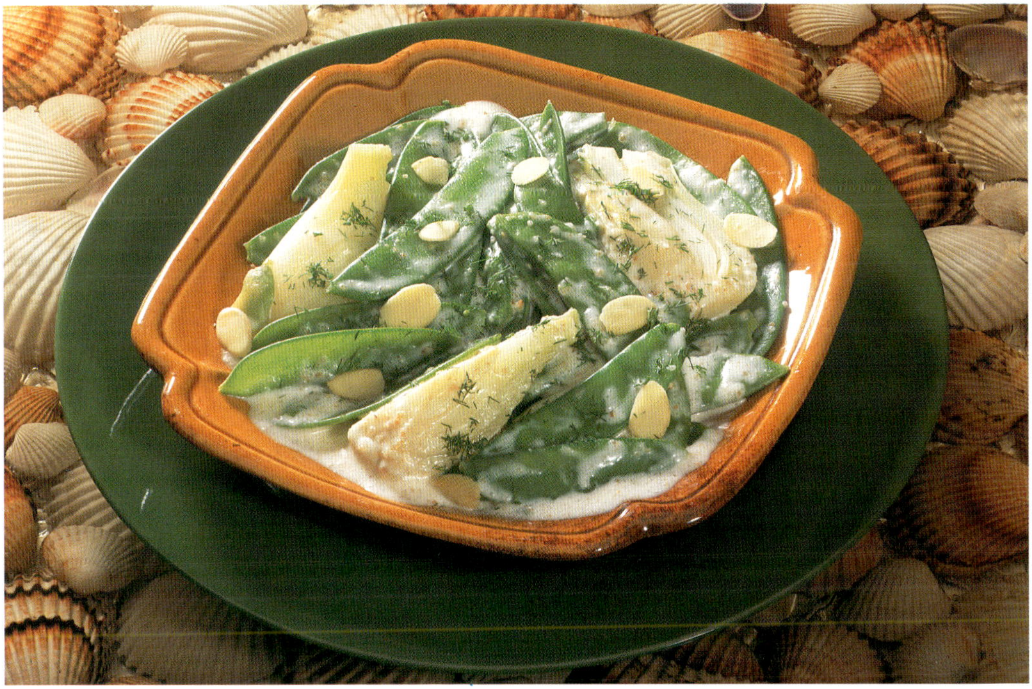

Broccoli mit Mandeln und Hirse

Zutaten für 4 Personen:
Für die Hirse:
200 g Hirse
1 Eßl. Sauerrahmbutter
Für das Gemüse:
1 kg Broccoli (frisch oder tiefgefroren)
Meersalz
130 g Sauerrahmbutter
2 Eßl. Dinkelmehl
250 g Sahne oder fertig angerührtes
Milchersatzpulver (Seite 11)
Gewürzsalz (Seite 11)
50 g Mandelblättchen

Preiswert

Zubereitungszeit: etwa 1 Std.

Pro Portion etwa:
3400 kJ/810 kcal
19 g EW · 60 g F · 48 g KH

1. Die Hirse in einem Sieb waschen und gut abtropfen lassen.

2. In einem großen Topf 1 Eßlöffel Butter erhitzen. Die Hirse darin unter ständigem Rühren etwa 4 Minuten bei mittlerer Hitze anrösten, bis die ersten Körner aufplatzen. 700 ml Wasser auffüllen und die Hirse zugedeckt bei mittlerer Hitze etwa 50 Minuten quellen lassen.

3. Den Broccoli putzen, waschen und die Röschen abschneiden. Die Stiele schälen und in Scheiben schneiden. Das Gemüse in kochendem Salzwasser etwa 5 Minuten blanchieren.

4. Den Broccoli mit einem Schaumlöffel herausnehmen und mit kaltem Wasser abschrecken. Von dem Gemüsekochwasser 1/8 l abmessen.

5. In einem Topf 100 g Butter schmelzen, das Mehl darin unter Rühren etwa 3 Minuten anschwitzen. Mit dem Gemüsewasser und der Sahne ablöschen und einmal aufkochen lassen, salzen.

6. In einer Pfanne 30 g Butter erhitzen und die Mandelblättchen darin unter Rühren anrösten. Den Broccoli mit der Sauce mischen und mit den Mandelblättchen bestreuen. Mit der Hirse servieren.

Tip!

Die Hirse schmeckt auch zu anderen Gemüsegerichten. Durch das Rösten bekommt sie nicht nur einen feinen Geschmack, sondern wird auch leichter verdaulich.

Chinakohl-Champignon-Pfanne

Zutaten für 4 Personen:
Gewürzsalz (Seite 11)
500 g Chinakohl
500 g Champignons
2–3 Eßl. Sonnenblumenöl
2 Eßl. Crème fraîche

Gelingt leicht

Zubereitungszeit: etwa 45 Min.

Pro Portion etwa:
810 kJ/190 kcal
5 g EW · 1x8 g F · 3 g KH

1. In einem Topf Salzwasser zum Kochen bringen.

2. Den Chinakohl putzen, waschen und in feine Streifen schneiden.

3. Die Champignons waschen, putzen, von den Stielenden befreien und in Scheiben schneiden. Einige Scheiben beiseite stellen.

4. In dem Salzwasser die Kohlstreifen 3–5 Minuten blanchieren. Dann kalt abschrecken und abtropfen lassen.

5. Das Öl in einer Pfanne erhitzen, die Champignons darin bei mittlerer Hitze etwa 8 Minuten unter Rühren dünsten. Dann mit 1/4 l lauwarmem Wasser ablöschen, gut verrühren. Die Kohlstreifen hinzufügen, das Gemüse bei schwacher Hitze noch etwa 4 Minuten köcheln lassen.

6. Das Gemüse mit dem Gewürzsalz abschmecken und die Crème fraîche unterrühren. Mit den restlichen, rohen Pilzscheiben garnieren.

Kichererbsen-Zuckerscho-ten-Gemüse

Zutaten für 4 Personen:

400 g Kichererbsen

400 g Zuckerschoten

(eventuell tiefgefroren)

60 g Sauerrahmbutter

Meersalz

1 Teel. Majoran,

frisch gehackt oder getrocknet

1 Eßl. Sesamsamen

Raffiniert

Quellzeit: etwa 24 Std.
Zubereitungszeit: etwa 1¾ Std.

Pro Portion etwa:
2100 kJ/500 kcal
25 g EW · 17 g F · 58 g KH

1. Die Kichererbsen waschen und etwa 24 Stunden von Wasser bedeckt einweichen.

2. Die Kichererbsen im Einweichwasser zum Kochen bringen und zugedeckt bei mittlerer Hitze ohne Salz in etwa 1 Stunde 10 Minuten weich garen. Die Garflüssigkeit abgießen.

3. Die Zuckerschoten waschen, putzen und eventuell von den Fäden befreien. Dann in kochendem Wasser etwa 4 Minuten blanchieren. Kalt abschrecken und abtropfen lassen. Zur Seite stellen.

4. Die Butter schmelzen. Die Kichererbsen und die Zuckerschoten hinzugeben und mit Salz und Majoran ab-

schmecken. Das Gemüse kurz ziehen lassen.

5. Inzwischen den Sesam in einer Pfanne ohne Fett anrösten, bis er duftet und etwas Farbe angenommen hat. Über das Gemüse streuen.

Folien-kartoffeln mit Frischkäse

Zutaten für 4–6 Personen:

12 gleichgroße Kartoffeln

(je etwa 180 g)

Alufolie zum Einwickeln

1 Eßl. Sonnenblumenöl

300 g Streichfein (Frischkäse aus dem Reformhaus)

1 Teel. Gewürzsalz (Seite 11)

2 Eßl. Sahne

1 Bund Dill

Preiswert

Zubereitungszeit: etwa 1 Std.

Bei 6 Personen pro Portion etwa:
1800 kJ/430 kcal
13 g EW · 19 g F · 52 g KH

1. Den Backofen auf 220° vorheizen.

2. Die Kartoffeln unter fließendem Wasser sauber bürsten und abtupfen. 12 gleich große Stücke Alufolie zuschneiden, leicht mit dem Öl einfetten und die Kartoffeln locker darin einpacken. Auf das Backblech legen und im Backofen (Mitte) in etwa 40 Minuten weich backen.

3. Das Streichfein mit dem Gewürzsalz und der Sahne verrühren.

4. Die fertigen Kartoffeln auswickeln und mit einem Messer über Kreuz tief einschneiden. Die Füllung darüber verteilen. Mit dem Dill garnieren.

Fritierte Champignons

Zutaten für 4 Personen:

40 g (8 Teel.) Ei-Ersatz

300 g Dinkelmehl

250 g Sahne

1 Teel. Meersalz

750 g Champignons

1 kg Kokosfett

Raffiniert

Zubereitungszeit: etwa 45 Min.

Pro Portion etwa:
2900 kJ/690 kcal
15 g EW · 47 g F · 50 g KH

1. Den Ei-Ersatz mit 160 ml Wasser 3 Minuten aufschlagen.

2. Das Dinkelmehl mit ¼ l Wasser, der Sahne und Meersalz zu einem glatten Teig verrühren. Den Ei-Ersatz unterrühren, etwa 30 Minuten ruhen lassen. Die Champignons waschen, putzen und trockentupfen.

3. Das Fett in einem hohen Topf erhitzen. Die Champignons in den Ausbackteig tauchen und im heißen Fett in 2–3 Minuten goldbraun fritieren.

Lamm-Zucchini-Frikadellen

Zutaten für 4 Personen:

30 g (6 Teel.) Ei-Ersatz

1 altbackenes Dinkelbrötchen

(Rezept Seite 52)

200 g Zucchini

750 g Lammkeule, vom Metzger zu

Hackfleisch zerkleinert

Gewürzsalz (Seite 11)

2–4 Eßl. Kokosfett

Raffiniert

Zubereitungszeit: etwa 40 Min.

Pro Portion etwa:
2700 kJ/640 kcal
35 g EW · 54 g F · 5 g KH

1. Den Ei-Ersatz mit 120 ml kaltem Wasser mit dem Pürierstab oder dem Handrührgerät gründlich verrühren. Das Brötchen in lauwarmem Wasser einweichen.

2. Die Zucchini waschen, von Stielenden befreien und auf einer Gemüseraspel fein raspeln.

3. Das Lammhack in eine Schüssel geben. Das Brötchen ausdrücken, zerpflücken und dazugeben. Die Zucchiniraspel ausdrücken und untermischen. Den Ei-Ersatz und das Gewürzsalz dazugeben und alles gut durchkneten.

4. Das Kokosfett in einer Pfanne erhitzen. Mit den Händen Frikadellen formen und bei mittlerer Hitze im heißen Fett pro Seite etwa 5 Minuten braten. Dazu schmecken Dinkelbrötchen (Rezept Seite52).

Tip!

Bei Verträglichkeit können Sie die Frikadellen mit Schafkäse füllen. Dazu etwas Fleischteig in der Hand flachdrücken, mit einem Stück Käse belegen und dieses im Teig einhüllen.

Lammschulter mit Aprikosensauce

Zutaten für 6–8 Personen:

500 g getrocknete ungeschwefelte

Aprikosen

1–1,5 kg Lammschulter

ohne Knochen

1 Teel. Gewürzsalz (Seite 11)

1 Teel. Thymian

1 Eßl. Butterschmalz

1 Teel. Reisessig

3 Eßl. Sahne

Braucht etwas Zeit

Zubereitungszeit: etwa 2 Std.

Bei 8 Personen pro Portion etwa:
3830 kJ/900 kcal
26 g EW · 74 g F · 35 g KH

1. Die Aprikosen in 1 l lauwarmes Wasser geben und etwa 40 Minuten quellen lassen. Die Aprikosen dann abtropfen lassen, das Einweichwasser aufheben.

2. Wenn nötig, von der Lammschulter Sehnen und Fett entfernen. Das Fleisch mit dem Gewürzsalz und dem Thymian bestreuen und leicht einreiben.

3. In einem Bräter das Butterschmalz erhitzen. Die Lammschulter darin von beiden Seiten kräftig anbraten. Mit dem Reisessig beträufeln und mit 3/8 l des Aprikosen-Einweichwassers ablöschen. Das Fleisch zugedeckt bei mittlerer Hitze etwa 35 Minuten schmoren. Dann die Aprikosen und das restliche Wasser hinzugeben und das Fleisch bei schwacher Hitze noch etwa 1 Stunde schmoren lassen. Dabei bei Bedarf noch etwas Wasser nachgießen.

4. Die Lammschulter aus dem Topf heben und im Backofen bei 150° warmstellen.

5. Einige Aprikosen aus der Sauce nehmen und zur Seite stellen. Die übrigen mit der Garflüssigkeit mit einem Pürierstab fein zerkleinern, die Sahne unterrühren und die Sauce mit Gewürzsalz abschmecken. Nicht mehr aufkochen lassen.

6. Die Lammschulter in Scheiben schneiden, auf einer Platte anrichten und mit den ganzen Aprikosen garnieren. Mit der Sauce servieren.

Tip!

Als Beilage schmecken dazu Grüne Bohnen (Rezept Seite 34) und Salzkartoffeln.

Im Bild oben: Lamm- Zucchini-Frikadellen
Im Bild unten: Lammschulter mit Aprikosensauce

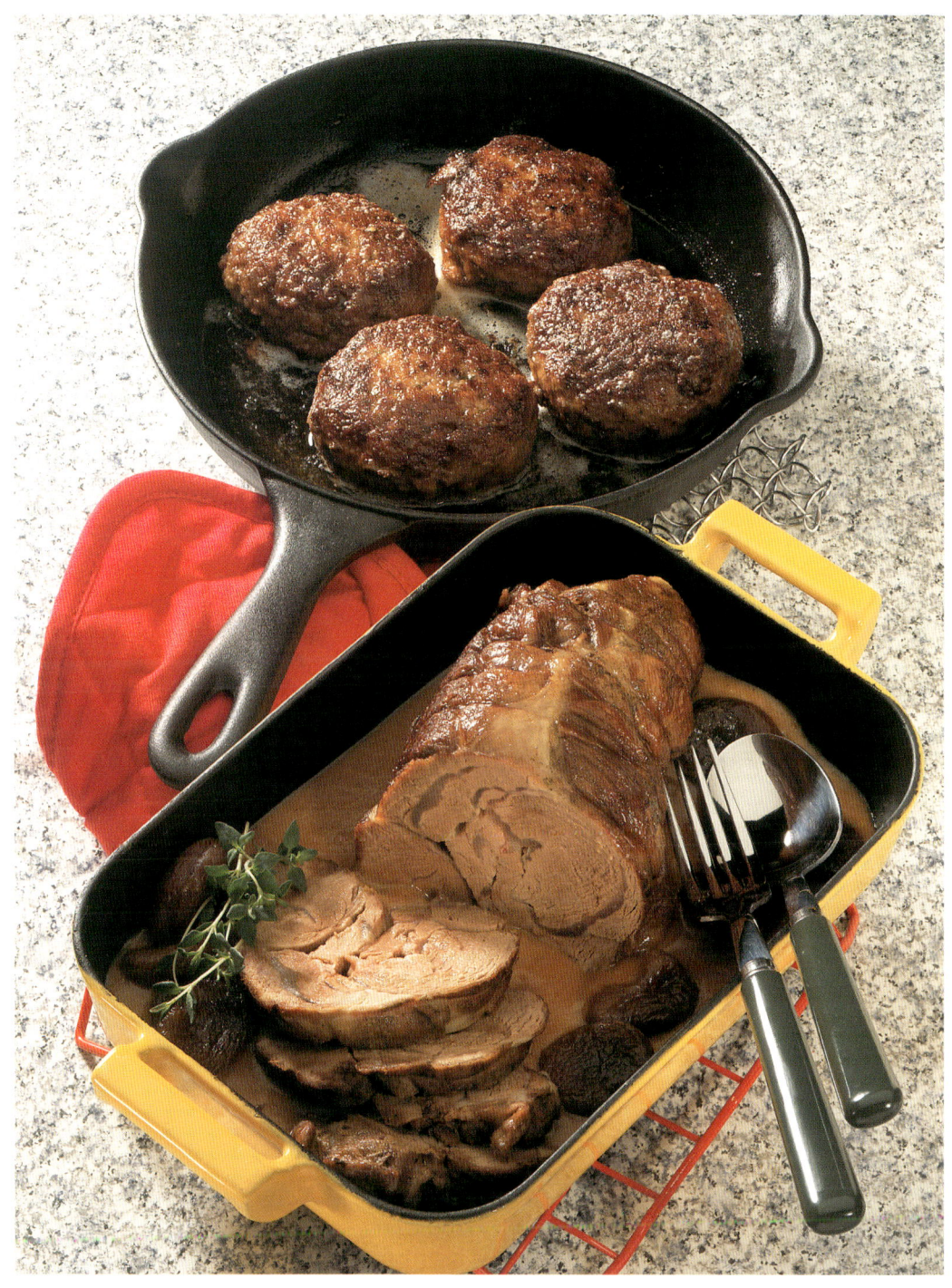

Kartoffelgratin mit Broccoli

Zutaten für 4 Personen:

500 g festkochende Kartoffeln

400 g Broccoli

Meersalz

200 g Putenschnitzel

2–3 Eßl. Butterschmalz

125 g Sahne

4 Eßl. vollfetter Frischkäse

1 Teel. Gewürzsalz (Seite 11)

2 Eßl. Sesamsamen

Für die Form: Butterschmalz

Gelingt leicht

Zubereitungszeit: etwa 45 Min.

Pro Portion etwa:
2200 kJ/520 kcal
21 g EW · 37 g F · 24 g KH

1. Die Kartoffeln waschen, mit Wasser in einem Topf zum Kochen bringen und in etwa 20 Minuten weich kochen. Dann abgießen, schälen und in Scheiben schneiden.

2. Inzwischen den Broccoli waschen, putzen und die Röschen abschneiden. Die Stiele schälen und in Scheiben schneiden.

3. Den Broccoli in kochendem Salzwasser etwa 5 Minuten blanchieren, auf ein Sieb geben und abtropfen lassen.

4. Das Putenfleisch kalt abspülen, abtupfen und in dünne Streifen schneiden. In einer Pfanne das Butterschmalz erhitzen und das Fleisch darin anbraten. Mit Salz bestreuen und vom Herd nehmen.

5. Den Backofen auf 180° vorheizen.

6. Die Hälfte der Kartoffelscheiben in eine gefettete, feuerfeste Form schichten. Das Fleisch darauf verteilen und mit den restlichen Kartoffelscheiben bedecken. Den Broccoli darauf geben.

7. Die Sahne und den Frischkäse mit $1/8$ l Wasser und dem Gewürzsalz verrühren und über den Broccoli geben. Im Backofen (Mitte) etwa 15 Minuten überbacken.

8. Inzwischen die Sesamsamen in einer Pfanne anrösten, bis sie gut duften. Über den fertig gebackenen Auflauf geben.

Kartoffelpuffer mit Mangopüree

Kaufen Sie am besten große Kartoffeln, dadurch erleichtern Sie sich das Reiben.

Zutaten für 4 Personen:

40 g (8 Teel.) Ei-Ersatz

2 kg mehligkochende Kartoffeln

4 Eßl. Dinkelmehl

2 Teel. Meersalz

4–6 Eßl. Kokosfett

2 große, reife Mangos (etwa 800 g)

150 g Crème fraîche

4 Eßl. Pistazien, fein gehackt

Raffiniert

Zubereitungszeit: etwa 1 Std.

Pro Portion etwa:
3200 kJ/880 kcal
15 g EW · 46 g F · 110 g KH

1. Den Ei-Ersatz in einer Schüssel mit 160 ml kaltem Wasser gründlich verrühren und beiseite stellen.

2. Die Kartoffeln schälen, waschen und auf der Kartoffelreibe fein reiben.

3. Die geriebenen Kartoffeln in einem Tuch gut ausdrücken und in eine hohe Schüssel geben. Das Mehl, das Salz und den Ei-Ersatz hinzufügen und alles kräftig miteinander vermengen.

4. Den Backofen auf 100° vorheizen.

5. Das Kokosfett in einer Pfanne erhitzen. In das heiße Fett mit einem Eßlöffel von der Kartoffelmasse kleine Häufchen setzen und leicht auseinanderdrücken. Die Puffer pro Seite bei mittlerer Hitze in etwa 4 Minuten goldbraun backen. Herausnehmen und im vorgeheizten Backofen warmstellen.

6. Die Mangos schälen, das Fruchtfleisch vom Kern abschneiden, in eine Mix-Schüssel geben und pürieren. Die Crème fraîche unterrühren.

7. Die Puffer mit dem Mangopüree bestreichen und mit den gehackten Pistazien bestreuen.

Maisnudeln mit Broccolisahne

Zutaten für 4 Personen:
Meersalz
1 Eßl. Sonnenblumenöl
500 g Maisnudeln (Spaghetti)
1 kg Broccoli
125 g Sahne
1 Teel. Gewürzsalz (Seite 11)
100 g Sonnenblumenkerne

Schnell

Zubereitungszeit: etwa 30 Min.

Pro Portion etwa:
2200 kJ/520 kcal
22 g EW · 26 g F · 57 g KH

1. In einem Topf reichlich Salzwasser mit dem Öl zum Kochen bringen. Die Nudeln hineingeben und bißfest kochen, dabei mehrmals umrühren, damit sie nicht verkleben und zwischendurch probieren.

2. Inzwischen den Broccoli putzen, waschen, kleinschneiden und in Salzwasser zugedeckt etwa 4 Minuten blanchieren. Abgießen und einige Röschen zur Seite stellen. Den restlichen Broccoli mit der Sahne pürieren, und mit Gewürzsalz abschmecken. Die Röschen wieder untermischen.

3. Die Sonnenblumenkerne in einer Pfanne ohne Fett bei mittlerer Hitze etwa 4 Minuten rösten.

4. Die Nudeln abgießen, kurz abschrecken und auf Teller verteilen. Mit einer Gabel kleine Nester drehen, das Gemüsepüree über die Nudelnester verteilen und mit den gerösteten Sonnenblumenkernen garnieren.

Nudelauflauf mit Champignons

Zutaten für 4 Personen:
Meersalz
1 Eßl. Sonnenblumenöl
500 g Dinkelnudeln (Spiralen)
1 kg Champignons
2–3 Eßl. Sauerrahmbutter
1 Eßl. Gewürzsalz (Seite 11)
1 Teel. Thymian,
frisch oder getrocknet
300 g vollfetter Frischkäse
2 Eßl. Sahne
2 Eßl. Sesamsamen
Für die Form: Fett

Gelingt leicht

Zubereitungszeit: etwa 1 Std.

Pro Portion etwa:
3800 kJ/900 kcal
35 g EW · 47 g F · 82 g KH

1. In einem Topf reichlich Wasser mit Salz und dem Öl zum Kochen bringen. Die Nudeln hineingeben und bißfest kochen. Zwischendurch probieren. In ein Sieb abgießen, mit kaltem Wasser abschrecken und abtropfen lassen.

2. Die Champignons putzen, waschen und in Scheiben schneiden. Die Butter in einer Pfanne erhitzen, die Pilze darin bei starker Hitze anbraten. Mit dem Gewürzsalz und dem Thymian bestreuen, mit 1/8 l heißem Wasser ablöschen und einmal aufkochen lassen.

3. Den Backofen auf 180° vorheizen.

4. Den Frischkäse mit der Sahne verrühren und unter die Champignons rühren.

5. Die Nudeln in eine gefettete Auflaufform geben. Die Pilz-Käse-Sauce darüber verteilen. Den Auflauf im Backofen (Mitte) 10–15 Minuten überbacken.

6. In der Zwischenzeit die Sesamsamen in einer Pfanne ohne Fett bei mittlerer Hitze rösten, bis sie anfangen zu duften.

7. Den Nudelauflauf vor dem Servieren mit dem Sesamsamen bestreuen.

Dattelklöße mit Himbeer-sauce

Zutaten für 4 Personen:

10 g (2 Teel.) Ei-Ersatz

150 g Dinkelmehl

50 g Maismehl

½ Teel. Weinsteinbackpulver

Salz

175 g vollfetter Frischkäse

40 g Sauerrahmbutter

etwa 16 ungeschwefelte Datteln

¼ l Muttersaft Himbeere

3 Meßl. (3 g) Biobin

4 Eßl. Ahornsirup

Zum Formen: Dinkelmehl

Braucht etwas Zeit

Zubereitungszeit: etwa 1 Std.

Pro Portion etwa:
3600 kJ/860 kcal
14 g EW · 25 g F · 140 g KH

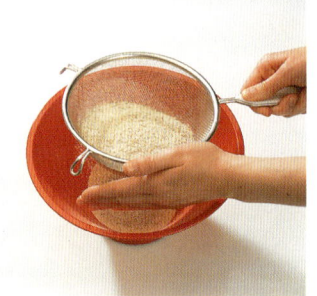

1. Den Ei-Ersatz mit 40 ml Wasser mit dem Pürierstab oder dem Handrührgerät gut aufschlagen. Zur Seite stellen. In eine Rührschüssel die beiden Mehlsorten, das Backpulver und 1 Messerspitze Salz mischen und sieben.

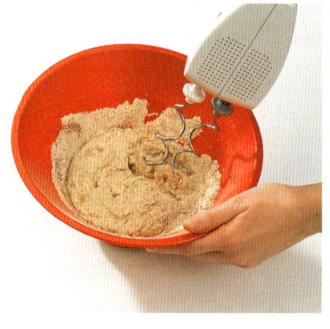

2. Den Frischkäse hinzufügen, den fertigen Ei-Ersatz mit den Knethaken unterrühren.

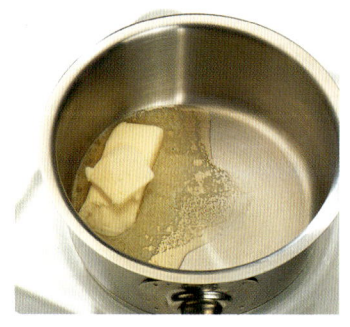

3. Die Butter in einem kleinen Topf schmelzen, dann ebenfalls in den Teig kneten. Den Teig etwa 15 Minuten ruhen lassen.

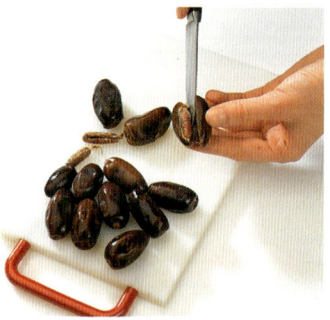

4. In einem Topf reichlich Salzwasser zum Kochen bringen. Die Datteln aufschneiden und die Kerne entfernen.

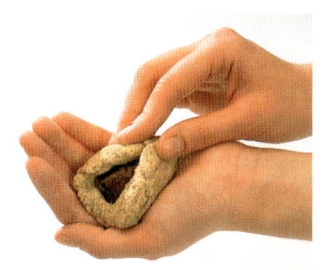

5. Nun mit bemehlten Händen kleine Teigmengen nehmen, je 1 Dattel in die Mitte geben und kleine Klöße formen.

Tip!

Je nach Verträglichkeit können Sie zu den Klößchen auch Sahne servieren.
Sie können für dieses fruchtige Gericht sowohl getrocknete wie auch frische Datteln verwenden.

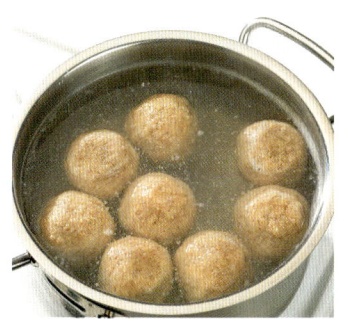

6. Die Klöße in das kochende Salzwasser geben und einmal aufkochen lassen. Dann bei schwacher Hitze etwa 10 Minuten ziehen lassen, bis die Klöße oben schwimmen.

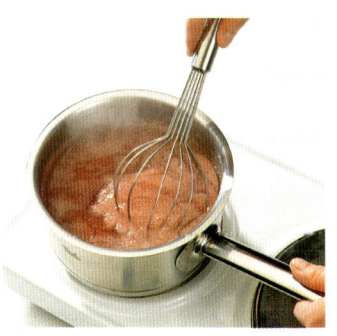

7. Inzwischen den Himbeersaft in einem Topf mit $1/4$ l Wasser und dem Biobin verrühren und aufkochen lassen. So lange weiter erhitzen, bis die Sauce leicht dickflüssig wird. Mit dem Ahornsirup süßen.

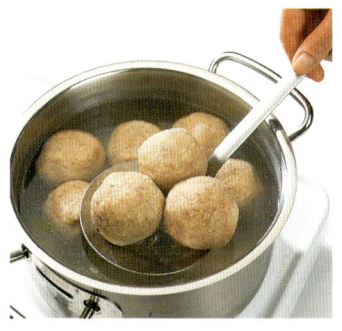

8. Die fertigen Klöße mit einem Schaumlöffel herausnehmen und gut abtropfen lassen. In tiefe Teller je 1 Kelle Himbeersauce geben und je 4 Klöße darin anrichten.

Feigen auf Melonenpüree

Zutaten für 4 Personen:

1 große Netzmelone (etwa 750 g)

4 frische Feigen

einige Minzeblättchen zum Garnieren

Schnell

Zubereitungszeit: etwa 15 Min.

Pro Portion etwa:
220 kJ/50 kcal
2 g EW · 0,1 g F · 11 g KH

1. Die Melone halbieren, die Kerne mit einem Löffel herausschaben. Das Fruchtfleisch aus der Schale lösen. 4 Streifen abschneiden und zur Seite stellen, das restliche Fruchtfleisch grob würfeln.

2. Das gewürfelte Fruchtfleisch in eine hohe Rührschüssel geben und mit dem Pürierstab pürieren.

3. Aus dem Melonenpüree auf flache Teller einen »Spiegel« gießen. Die Feigen waschen, halbieren und mit den Melonenstreifen auf dem Spiegel verteilen. Mit Minzeblättchen verziert servieren.

Mangocreme

Zutaten für 4 Personen:

2 reife Mangos (etwa 800 g)

6 Eßl. Sahne

1 Granatapfel

einige Minzeblätter zum Garnieren

Raffiniert

Zubereitungszeit: etwa 15 Min.
(+ 1 Std. Kühlzeit)

Pro Portion etwa:
580 kJ/140 kcal
1 g EW · 6 g F · 22 g KH

1. Die Mangos schälen, das Fruchtfleisch vom Kern abschneiden und in eine Rührschüssel geben. Die Sahne dazugeben und die Mangostücke mit einem Pürierstab fein zerkleinern.

2. Die Mangocreme in Gläser füllen und etwa 1 Stunde im Kühlschrank kalt stellen.

3. Den Granatapfel halbieren, die Kerne herauslöffeln und über die Creme geben. Mit Minzeblättern garnieren.

Tip!

Die Masse können Sie auch etwa 2 Stunden ins Gefrierfach stellen. So bekommen Sie ein köstliches Mangoeis.

Früchtekaltschale

Versuchen Sie dieses erfrischende Dessert einmal mit einer exotischen Fruchtmischung, die es inzwischen tiefgefroren zu kaufen gibt.

Zutaten für 4 Personen:

1 kg gemischte tiefgefrorene Früchte

3 Eßl. Ahornsirup

3 Teel. Agar-Agar

Gelingt leicht

Zubereitungszeit: etwa 20 Min.
(+ 1 Std. Auftauzeit, 2 Std. Kühlzeit)

Pro Portion etwa:
430 kJ/100 kcal
3 g EW · 1 g F · 22 g KH

1. Die Früchte in ein Sieb geben und auftauen lassen, den Saft dabei auffangen und später mit Wasser auf 1/2 l Menge auffüllen.

2. Den Ahornsirup und das Agar-Agar mit einem Schneebesen unter die Flüssigkeit rühren und in einen Topf geben. Die Früchte hinzugeben und aufkochen lassen. Vom Herd nehmen, in eine kalt ausgespülte Glasschale füllen und etwa 2 Stunden kaltstellen.

Birnenkompott mit Mandeln

Zutaten für 4 Personen:

1 Zimtstange

2 Eßl. Ahornsirup

4 große saftige Birnen

2 Eßl. Mandelblättchen

Schnell

Zubereitungszeit: etwa 30 Min.

Pro Portion etwa:
470 kJ/110 kcal
2 g EW · 3 g F · 23 g KH

1. In einem Topf 3/4 l Wasser mit der Zimtstange und dem Ahornsirup zum Kochen bringen.

2. Die Birnen schälen, vierteln und das Kerngehäuse entfernen. Die Birnenviertel in der Flüssigkeit bei mittlerer Hitze 5–6 Minuten bißfest dünsten. Sie sollten nicht zu Mus werden.

3. Die Birnen auf ein Sieb zum Abtropfen geben. Die Flüssigkeit auffangen, wieder in den Topf geben und bei mittlerer Hitze in etwa 10 Minuten unter Rühren zu Sirup einkochen lassen.

4. Die Birnen auf Tellern anrichten und mit dem Sirup beträufeln. Vor dem Servieren mit den Mandelblättchen bestreuen.

Tip!

Sie können statt Birnen auch Äpfel, Aprikosen oder Pfirsiche nehmen.

Brombeer-Crêpes

Zutaten für 4 Personen:
250 g Brombeeren
(frisch oder tiefgefroren)
4 Eßl. Ahornsirup
30 g (6 Teel.) Ei-Ersatz
25 g (1 Meßlöffel) Milchersatz-
pulver (Seite 11)
Meersalz
100 g Dinkelmehl
3–4 Eßl. Butterschmalz
100 g Mandelblättchen

Raffiniert

Zubereitungszeit: etwa 20 Min.

Pro Portion etwa:
2100 kJ/500 kcal
8 g EW · 40 g f · 29 g KH

1. Die Brombeeren eventuell auftauen lassen, in eine Glasschüssel geben und mit dem Ahornsirup vermischen. Zur Seite stellen.

2. Den Ei-Ersatz mit 120 ml Wasser in einer hohen Rührschüssel mit dem Pürierstab oder dem Handrührgerät aufschlagen. Das Milchersatzpulver mit $1/4$ l Wasser gründlich verrühren.

3. Den Milchersatz mit 1 Prise Salz unter den Ei-Ersatz rühren. Das Mehl untermischen und den Teig etwa 10 Minuten quellen lassen.

4. Etwas Butterschmalz in einer Pfanne schmelzen. Etwa 1 Schöpfkelle Teig hineingeben. Die Pfanne beim Einfüllen des Teigs immer hin und her schwenken, damit er sich gleichmäßig verteilt und die Crêpes schön dünn werden. Den Teig bei mittlerer Hitze etwa 3 Minuten braten, dann die Crêpe vorsichtig wenden und nochmals 3 Minuten backen.

5. Auf jede fertige Crêpe etwa 1 Eßlöffel Brombeermasse verteilen und aufrollen, mit Mandelblättchen bestreut servieren.

Mandelmark-»Eier«

Zutaten für etwa 10 Stück:
250 g ungeschwefelte Datteln
150 g gehäutete Mandeln, fein
gemahlen
1 Teel. Carobpulver
Alufolie und
Seidenpapier zum Verpacken

Gut vorzubereiten

Zubereitungszeit: etwa 30 Min.

Pro Stück etwa:
610 kJ/150 kcal
3 g EW · 8 g F · 15 g KH

1. Die Datteln halbieren, vom Stein befreien und mit 3 Eßlöffeln heißem Wasser mit einem Pürierstab pürieren.

2. Die gemahlenen Mandeln und das Carobpulver unter die Dattelmasse kneten.

3. Mit einem Teelöffel Teigkugeln abnehmen und zu kleinen Eiern formen.

4. Die Alufolie in 5 cm breite Quadrate schneiden und die »Eier« damit einwickeln. Anschließend in buntes Seidenpapier verpacken. Lassen Sie die Enden etwas länger und drehen Sie sie zu. Die Mandelmark-Eier sehen dann wie große, bunte Bonbons aus.

Exotischer Obstsalat

Zutaten für 4 Personen:
1 große Mango (etwa 400 g)
1 große Papaya (etwa 400 g)
1 Netzmelone (etwa 400 g)
8 frische Lychees
2 Granatäpfel
50 g Mandelblättchen
50 g Pinienkerne

Raffiniert

Zubereitungszeit: etwa 40 Min.

Pro Portion etwa:
1000 kJ/240 kcal
6 g EW · 15 g F · 24 g KH

1. Die Mango längs halbieren und schälen. Das Fruchtfleisch vom Kern lösen und grob würfeln. Die Papaya längs aufschneiden. Mit einem Löffel die Kerne herausschaben. Das Fruchtfleisch aus den Schalen lösen und in dünne Streifen schneiden. Die Netzmelone halbieren und die Kerne mit einem Löffel herausschaben. Die Schale großzügig abschälen und das Fruchtfleisch würfeln. Die Lychees schälen und längs aufschneiden. Den Kern mit einem scharfen Messer entfernen.

2. Die Früchte in eine große Schale geben, umrühren und 10 Minuten stehenlassen, damit sie Saft ziehen. Den Obstsalat auf vier Teller verteilen. Die Granatäpfel halbieren. Mit einem Löffel die Kerne herauslösen und über den Obstsalat verteilen. Mit den Mandelblättchen und den Pinienkernen bestreuen.

Hirsegratin mit Mangopüree

Zutaten für 6 Personen:
2 reife Mangos (etwa 800 g)
1 reife Papaya (etwa 350 g)
2 Granatäpfel
200 g Hirse
1 gehäufter Eßl. Sauerrahmbutter
250 g Sahne
Für die Form: Sauerrahmbutter

Braucht etwas Zeit

Zubereitungszeit: etwa 1 1/2 Std.

Pro Portion etwa:
1500 kJ/360 kcal
5 g EW · 19 g F · 41 g KH

1. Die Mangos halbieren und die Schale abziehen. Das Fruchtfleisch vom Kern lösen und mit einem Pürierstab pürieren. In den Kühlschrank stellen.

2. Die Papaya halbieren, mit einem Löffel von den Kernen befreien und schälen. Das Fruchtfleisch in dünne Streifen schneiden, ebenfalls kühl stellen.

3. Die Granatäpfel halbieren, eine Frucht mit einer Zitruspresse auspressen. Aus dem anderen Granatapfel die Kerne mit einem Löffel herauslösen. Den Saft und die Kerne mischen und kalt stellen.

4. Die Hirse in einem Sieb lauwarm waschen und gut abtropfen lassen.

5. In einem großen Topf die Butter schmelzen lassen. Die Hirse hineingeben und unter ständigem Rühren bei mittlerer Hitze etwa 8 Minuten garen, bis die ersten Körner platzen. Mit 3/4 l Wasser auffüllen, einmal aufkochen lassen und zugedeckt bei schwacher Hitze etwa 40 Minuten ziehen lassen (nicht mehr kochen). Die Hirse ist gar, wenn alle Körner aufgeplatzt sind.

6. Die Sahne und 1/8 l Wasser dazugeben. Das Ganze mit dem Pürierstab gründlich pürieren. Den Topf vom Herd nehmen.

7. Den Backofen auf 180° vorheizen. Eine Auflaufform mit Butter ausfetten.

8. Etwa die Hälfte vom Hirsebrei in die Auflaufform geben. Darauf mit einem Löffel das Mangopüree und den Rest der Hirse verteilen.

9. Den Auflauf zugedeckt im Ofen (Mitte) etwa 10 Minuten backen.

10. Den fertigen Hirsegratin auf Teller verteilen, mit dem Papayafruchtfleisch, den Granatapfelkernen und dem Saft verzieren.

Bild oben: Exotischer Obstsalat
Bild unten: Hirsegratin mit Mangopüree

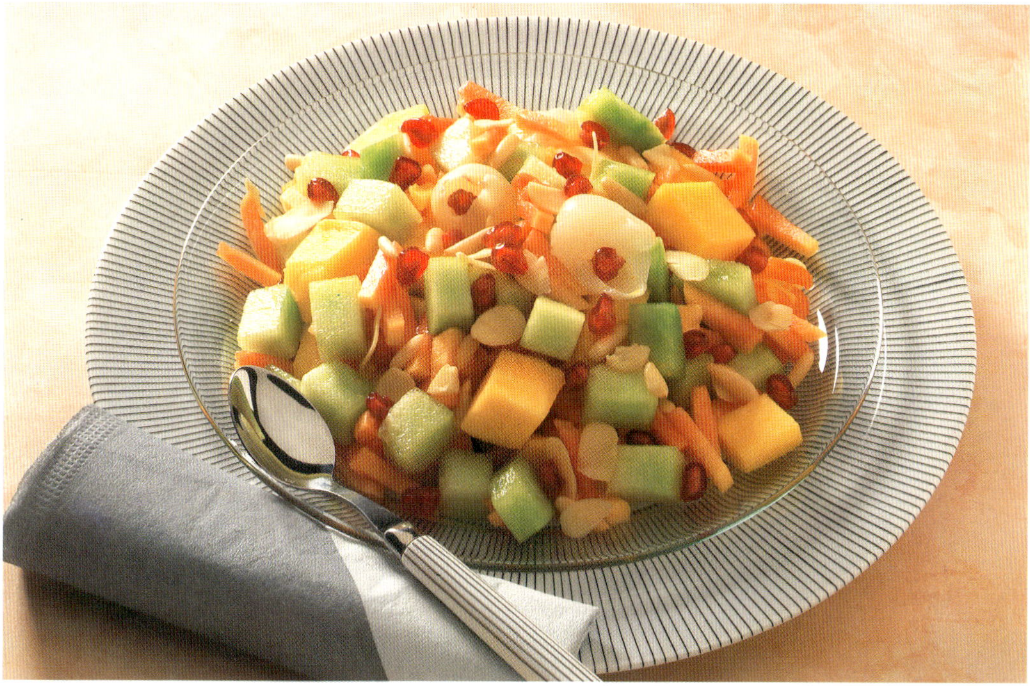

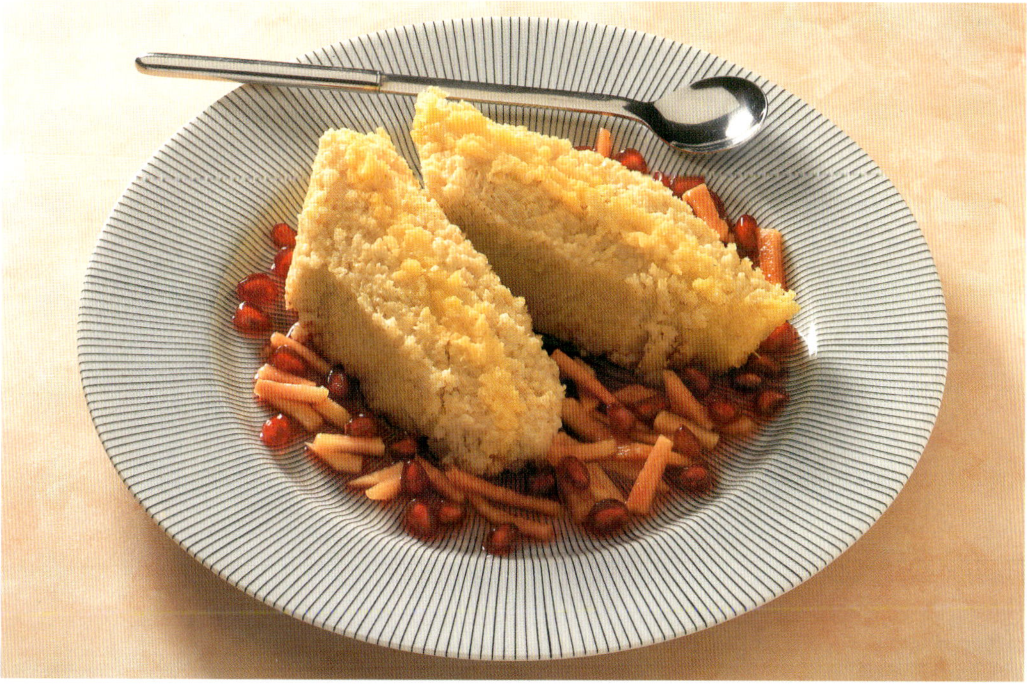

Sauerteig

Zutaten für etwa 500 g Sauerteig:

40 g Hefe

200 g Dinkelmehl

Braucht etwas Zeit

Zubereitungszeit: etwa 15 Min.
(+ 1 – 3 Tage Gärzeit)

Pro 100 g etwa:
570 kJ/140 kcal
6 g EW · 1 g F · 26 g KH

1. ¼ l lauwarmes Wasser in eine hohe Porzellanschüssel geben, die Hefe unterrühren, bis sie sich ganz aufgelöst hat.

2. Das Dinkelmehl dazugeben und gut verrühren, bis ein dickflüssiger Brei entsteht. Die Schüssel mit Folie luftdicht verschließen und bei Zimmertemperatur 1 – 3 Tage gären lassen. Der Sauerteig ist bereits nach 24 Stunden gebrauchsfertig. Aromatischer wird er aber, wenn Sie ihn 3 Tage gären lassen.

Tip!

Zum Backen nehmen Sie die benötigte Menge Sauerteig ab und füttern den restlichen Sauerteig mit Dinkelmehl und Wasser zu gleichen Teilen wieder an. Bei Zimmertemperatur gären lassen, bis sich Blasen bilden. So haben Sie immer einen Vorrat an Sauerteig zum Backen. Decken Sie ihn gut ab und bewahren ihn im Kühlschrank auf.

Kartoffel-Dinkel-Sauerteig

Dieser außergewöhnliche Sauerteig schmeckt noch intensiver und feiner.

Zutaten für etwa 1 kg Sauerteig:

400 g Kartoffeln

200 g Dinkelmehl

3 EßI. Ahornsirup

Raffiniert

Zubereitungszeit: etwa 30 Min.
(+ 3 Tage Gärzeit)

Pro 100 g etwa:
420 kJ/100 kcal
3 g EW · 0,6 g F · 21 KH

1. Die Kartoffeln waschen, schälen, mit Wasser bedecken und zugedeckt bei mittlerer Hitze weich kochen.

2. Die Kartoffeln abgießen, die Flüssigkeit aufbewahren.

3. Die Kartoffeln in eine Schüssel geben und mit einem Pürierstab pürieren. Das Mehl, den Ahornsirup und soviel Kochflüssigkeit hinzufügen, daß ein dickflüssiger Teig entsteht.

4. Die Schüssel mit Folie luftdicht verschließen, in ein dickes Handtuch einschlagen und bei Zimmertemperatur (gegen Zugluft schützen) mindestens 3 Tage gären lassen.

5. Der Sauerteig ist gebrauchsfertig, wenn er Blasen wirft und einen säuerlichen Geruch hat. Vor dem Verwenden gut durchrühren.

Knusprige Dinkelbrötchen

Zutaten für etwa 10 Brötchen:

1 kg Dinkelmehl

6 Eßl. Sauerteig (Rezept siehe links)

3 Teel. Meersalz

Für das Blech:

Öl und Pergamentpapier

Für die Arbeitsfläche: Dinkelmehl

Gut vorzubereiten

Zubereitungszeit: etwa 1 Std.

Pro Brötchen etwa:
1360 kJ/115 kcal
4 g EW · 1 g F · 24 g KH

1. Das Mehl in eine hohe Rührschüssel geben. Eine Mulde in die Mitte drücken und den Sauerteig hineingeben. Alles mit einem elektrischen Knethaken gut miteinander verarbeiten. Das Salz mit ½ l Wasser vermischen und während des Knetens langsam dazugeben. Den Teig 10–15 Minuten kneten, bis er sich vom Schüsselrand löst. Zugedeckt etwa 20 Minuten gehen lassen, bis sich sein Volumen verdoppelt hat.

2. Ein Backblech einfetten und mit Pergament auslegen. Den Teig auf eine bemehlte Arbeitsfläche geben, durchkneten und zu einer großen Rolle formen. Davon mit einem nassen Messer etwa 3 cm dicke Scheiben abschneiden, zu kleinen Brötchen formen und auf das Backblech geben. Die Brötchen mit kaltem Wasser bepinseln und etwa 10 Minuten gehen lassen.

3. Backofen auf 200° vorheizen. Eine feuerfeste Schüssel mit Wasser in den Ofen stellen.

4. Das Backblech in den Backofen (Mitte) schieben und die Brötchen etwa 15 Minuten backen. Dann das Wasser herausnehmen und die Brötchen weitere 15 Minuten backen. Die Brötchen unter einem Küchentuch auskühlen lassen.

Aprikosen-brötchen

Zutaten für 8–10 Brötchen:
600 g Dinkelmehl, fein gesiebt
3 Teel. Weinsteinbackpulver
Meersalz
50 g Sauerrahmbutter
7 Eßl. Ahornsirup
7–8 Teel. Aprikosenmarmelade
(Rezept Seite 21)
Für das Blech: Öl

Raffiniert

Zubereitungszeit: etwa 35 Min.

Bei 10 Brötchen pro Stück etwa:
845 kJ/200 kcal
2 g EW · 9 g F · 27 g KH

1. Den Backofen auf 175° vorheizen und ein Backblech einfetten.

2. Das Mehl mit dem Backpulver auf der Arbeitsfläche mischen, in der Mitte eine Mulde formen. Die Butter und den Ahornsirup in die Mulde geben. Nach und nach so viel kaltes Wasser untermischen, bis ein glatter Teig entsteht.

3. Aus dem Teig 7–8 gleich große Kugeln formen. Jedes Stück mit bemehlten Händen flachdrücken, mit 1 Teelöffel Aprikosenmarmelade belegen. Die Ränder darüber schließen und zusammendrücken. Mit der Nahtstelle nach unten auf das Backblech legen.

4. Die Brötchen im Backofen (Mitte) etwa 20 Minuten backen.

Dinkelbrezeln

Zutaten für etwa 8 Brezeln:
375 g Dinkelmehl
1 Eßl. Ahornsirup
1 Teel. gemahlene Bourbon-Vanille
(Reformhaus)
125 g saure Sahne
250 g Sauerrahmbutter
50 g gehäutete Mandeln,
fein gehackt
Für das Blech:
Öl und Pergamentpapier
Für die Arbeitsfläche: Dinkelmehl

Gelingt leicht

Zubereitungszeit: etwa 1 Std.

Pro Brezel etwa:
1900 kJ/450 kcal
7 g EW · 32 g F · 31 g KH

1. Das Dinkelmehl auf ein Backbrett sieben, in die Mitte eine Mulde drücken. Den Ahornsirup, die Vanille sowie die saure Sahne hineingeben. Von der Mitte aus alles miteinander verkneten.

2. Die Butter in Flöckchen dazugeben und alles zu einem glatten Teig verkneten. Den Teig zu einer Kugel formen, in Folie einschlagen und etwa 15 Minuten kühl stellen.

3. Den Backofen auf 200° vorheizen. Das Backblech einfetten und mit Pergament auslegen.

4. Den Teig auf einer bemehlten Arbeitsfläche etwa 1/2 cm dick ausrollen und in Streifen von gut 22 cm Länge schneiden. Die Teigschlangen zu Brezeln formen.

5. Die Brezeln auf das Backblech geben, mit den Mandeln bestreuen und im Ofen (Mitte) etwa 10 Minuten backen.

Frühstücks-brezeln

Zutaten für 8 Brezeln:

40 g (8 Teel.) Ei-Ersatz

400 g Dinkelmehl

5 Eßl. Ahornsirup

200 g Sauerrahmbutter

100 g Mandelblättchen

Für das Blech:

Öl und Pergamentpapier

Gut vorzubereiten

Zubereitungszeit: etwa 1 Std.

Pro Brezel etwa:
1900 kJ/450 kcal
9 g EW · 29 g F · 41 KH

1. In einer hohen Rührschüssel den Ei-Ersatz mit 160 ml kaltem Wasser mit einem Pürierstab oder dem Handrührgerät schaumig schlagen. Zur Seite stellen.

2. Das Mehl auf eine Arbeitsfläche sieben. In die Mitte eine Mulde drücken und den Ei-Ersatz und 4 Eßl. Ahornsirup hineingeben. Auf den Rand die Butter in Flöckchen verteilen. Alles zu einem glatten Teig verkneten, zu einer Kugel formen, in Folie einschlagen und etwa 30 Minuten kühl stellen.

3. Den Backofen auf 220° vorheizen. Ein Backblech einfetten und mit Pergament auslegen.

4. Aus dem Teig etwa 1 cm dicke, 25 cm lange Rollen formen und zu Brezeln zusammenlegen. Auf das Backblech legen und im Ofen (Mitte) 10–15 Minuten backen.

5. Die fertigen Brezeln mit dem übrigen Ahornsirup bestreichen und mit den Mandelblättchen bestreuen.

Kürbisbrot

Dieses köstliche Brot schmeckt sehr gut mit Kräuterbutter. Das Rezept dafür finden Sie auf Seite 22.

Zutaten für etwa 10 Scheiben:

850 g roher Kürbis

(geputzt gewogen)

3 Teel. Meersalz

1 kg Dinkelmehl

4 Eßl. Dinkel-Sauerteig

(Rezept Seite 52)

Für das Blech: Öl

Raffiniert

Zubereitungszeit: etwa 3 Std.

Pro Scheibe etwa:
1460 kJ/345 kcal
12 g EW · 3 g F · 70 g KH

1. Den Kürbis schälen, von den Kernen und den weichen Fasern befreien und das Fruchtfleisch grob würfeln.

2. Das Fruchtfleisch in einen Topf geben, mit Wasser bedecken, mit 1 Teelöffel Salz würzen und bei schwacher Hitze zugedeckt etwa 30 Minuten köcheln lassen.

3. Den Kürbis abgießen und das Wasser auffangen. Das Fruchtfleisch fein pürieren und lauwarm abkühlen lassen. Dann in eine Rührschüssel geben.

4. Das Mehl und das übrige Salz über das Kürbismus geben und verkneten. In die Mitte eine Mulde drücken, den Sauerteig hineingeben. Alles gründlich verkneten. Sollte der Teig zu trocken sein, noch etwas Flüssigkeit hinzugeben. Den Teig zugedeckt etwa 1 Stunde gehen lassen.

5. Ein Backblech einfetten.

6. Den Teig nochmals durchkneten, zu einer Kugel formen, auf das Backblech legen, etwas einschneiden und nochmals etwa 40 Minuten gehen lassen.

7. Den Backofen auf 220° vorheizen. Das Brot darin (Mitte) etwa 50 Minuten backen, bis es fest ist. Auf einem Kuchengitter abkühlen lassen.

Im Bild oben: Frühstücksbrezeln
Im Bild unten: Kürbisbrot

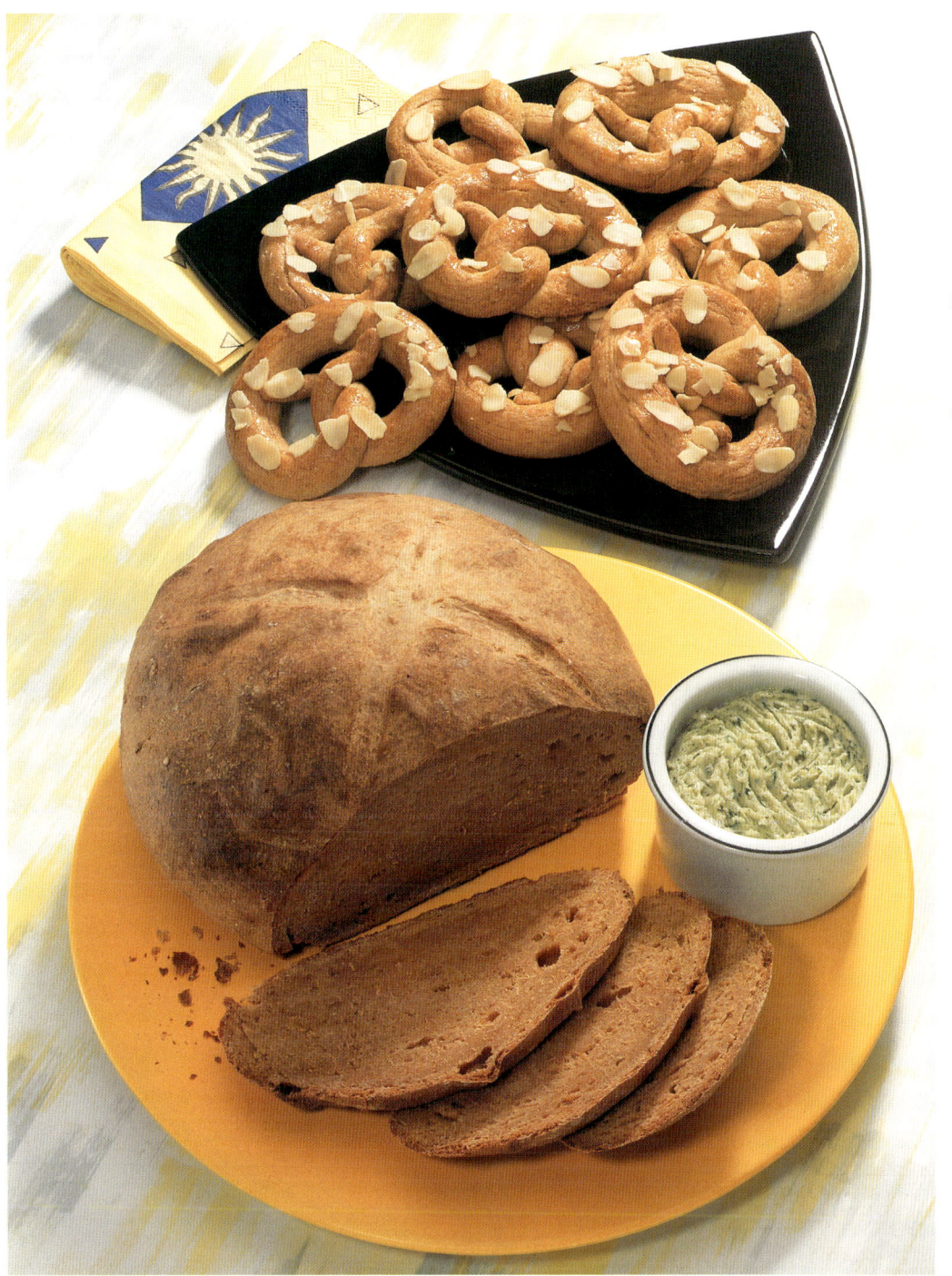

Dinkelbrot

Zutaten für etwa 20 Scheiben:

1 kg Dinkelmehl

6 Eßl. Sauerteig (Rezept Seite 52)

3 Teel. Meersalz

Für die Form: Öl

Gut vorzubereiten

Zubereitungszeit: etwa 1½ Std.

Pro Scheibe etwa:
730 kJ/175 kcal
6 g EW · 1 g F · 32 g KH

1. Das Mehl in eine hohe Rühr-schüssel geben, eine Mulde in die Mitte drücken und den Sau-erteig hineingeben. Mit einem elektrischen Knethaken alles gut miteinander verarbeiten. Das Salz mit ½ l Wasser vermi-schen und während des Kne-tens langsam dazugeben. Den Teig 10–15 Minuten kneten, bis er sich vom Schüsselrand löst. Den Teig zugedeckt etwa 20 Minuten gehen lassen, bis sich sein Volumen verdoppelt hat.

2. In den Backofen eine mit Wasser gefüllte, feuerfeste Form geben. Den Ofen auf 200° vor-heizen. Eine Kastenform einfet-ten.

3. Den Teig noch einmal gut durchkneten und in die Kasten-form geben. Mit einem scharfen Messer den Teig längs etwa ½ cm einschneiden und mit et-was Salzwasser bepinseln.

4. Das Brot im Ofen (Mitte) etwa 45 Minuten backen. Das Wasser entfernen und das Brot weitere 15 Minuten backen.

5. Das fertige Brot aus der Form stürzen und unter einem Geschirrtuch auskühlen lassen.

Variation:

Mischen Sie einmal 600 g Din-kelmehl mit 400 g Maismehl. Das Brot wie beschrieben zube-reiten.

Buchweizen-Dinkel-Fladen

Zutaten für 4 Fladen:

300 g Dinkelmehl

100 g Buchweizenmehl

4 Eßl. Sonnenblumenöl

Meersalz

3–4 Eßl. Kürbiskerne

Für das Blech:

Butterschmalz und Pergamentpapier

Gelingt leicht

Zubereitungszeit: etwa 45 Min.

Pro Fladen etwa:
2000 kJ/430 kcal
13 g EW · 17 g F · 67 g KH

1. Das Dinkel- und das Buch-weizenmehl auf die Arbeits-fläche sieben. Eine Mulde in die Mitte drücken und 300 ml kaltes Wasser, das Öl sowie 1½ Teelöffel Salz hineingeben. Alles kräftig verkneten, bis ein glatter Teig entstanden ist. Den Teig zu einer Kugel formen und abgedeckt etwa 30 Minuten bei Zimmertemperatur ruhen lassen.

2. Den Backofen auf 220° vor-heizen. Das Backblech ausfet-ten und mit Papier auslegen.

3. Den Teig in vier Portionen tei-len, zu Kugeln formen und zu tellergroßen, etwa 1 cm dicken Fladen ausrollen.

4. Die Fladen auf das Back-blech legen, mit mild gesalze-nem Wasser bepinseln und mit den Kürbiskernen bestreuen. Die Fladen im Ofen (Mitte) etwa 30 Minuten backen.

Tip!

Die Fladen können Sie auf Vorrat zubereiten, einfrieren und dann aufbacken.

Mandel-plätzchen

Zutaten für etwa 25 Stück:

20 g (4 Teel.) Ei-Ersatz

500 g Dinkelmehl

2 Teel. Weinsteinbackpulver

4 Eßl. Ahornsirup

150 g gehäutete Mandeln,
fein gemahlen

250 g Sauerrahmbutter

3 Eßl. Sahne

Für das Blech:

Öl und Pergamentpapier

Für die Arbeitsfläche: Dinkelmehl

Gelingt leicht

Zubereitungszeit: etwa 1 Std.

Pro Stück etwa:
770 kJ/180 kcal
4 g EW · 13 g F · 15 g KH

1. Den Ei-Ersatz mit 80 ml kal-tem Wasser mit einem Pürierstab oder dem Handrührgerät gründlich verrühren.

2. Das Mehl mit dem Backpulver auf der Arbeitsfläche vermischen. In die Mitte eine Mulde drücken, den Ahornsirup, den angerührten Ei-Ersatz und die Mandeln hineingeben. Die Butter in Flöckchen auf den Rand setzen. Nun alles von der Mitte aus langsam zum Rand kneten, bis sich ein glatter Teig gebildet hat. Den Teig zur Kugel formen, in Frischhaltefolie einschlagen und im Kühlschrank etwa 30 Minuten ruhen lassen.

3. Den Backofen auf 200° vorheizen. Das Backblech fetten und mit Pergament auslegen.

4. Den Teig auf der bemehlten Arbeitsfläche etwa 4 cm dick ausrollen und zu beliebigen Formen ausstechen.

5. Die Plätzchen auf das Backblech setzen, mit Sahne bestreichen und im Ofen (Mitte) in etwa 10 Minuten goldgelb backen.

Butterkekse

Zutaten für etwa 25 Stück:
610 g Dinkelmehl
300 g Sauerrahmbutter
7 Eßl. Ahornsirup
1 Messerspitze Meersalz
Für das Blech:
Öl und Pergamentpapier
Für die Arbeitsfläche: Dinkelmehl

Preiswert

Zubereitungszeit: etwa 45 Min.

Pro Stück etwa:
770 kJ/180 kcal
3 g EW · 11 g F · 19 g KH

1. Das Dinkelmehl auf die Arbeitsfläche sieben und in die Mitte eine Mulde drücken. Die Butter in Flöckchen schneiden und mit dem Ahornsirup und dem Salz hineingeben. Alle Zutaten zu einem glatten Teig verkneten, zu einer Kugel formen, mit Folie bedecken und etwa 15 Minuten kalt stellen.

2. Den Backofen auf 175° vorheizen, ein Backblech einfetten und mit Pergamentpapier auslegen.

3. Den Teig auf der bemehlten Arbeitsfläche ausrollen und zu beliebigen Formen ausstechen.

4. Die Plätzchen auf das Blech legen und im Ofen (Mitte) in 8–10 Minuten goldgelb backen.

Variante:
Bestreichen Sie einen Keks mit Mandel-Carob-Aufstrich (Rezept Seite 20) und setzen einen anderen darauf.

Kokosnuß-Kugeln

Zutaten für etwa 14 Kugeln:
200 g Sauerrahmbutter
400 g Kokosraspeln
400 g gehäutete Mandeln,
fein gemahlen
8 Eßl. Ahornsirup
4 Teel. gemahlene Bourbon-Vanille
(Reformhaus)
Für das Blech:
Öl und Pergamentpapier

Raffiniert

Zubereitungszeit: etwa 35 Min.

Pro Kugel etwa:
1800 kJ/430 kcal
6 g EW · 33 g F · 27 g KH

1. In einem Topf die Butter zerlassen. Die Kokosraspeln und die Mandeln darin bei mittlerer Hitze unter Rühren anrösten. Vom Herd nehmen und mit dem Ahornsirup und der Vanille verkneten. Die Masse etwas erkalten lassen.

2. Den Backofen auf 180° vorheizen, ein Backblech einfetten und mit Pergamentpapier auslegen.

3. Aus dem Teig kleine Kugeln formen, auf das Blech legen und im Ofen (Mitte) etwa 10 Minuten backen. Sie werden beim Backen etwas fester.

Heidelbeer-kuchen

Zutaten für eine Springform
von 26 cm Ø:
Für den Teig:
10 g (2 Teel.) Ei-Ersatz
300 g Dinkelmehl
100 g Speisestärke (aus Kartoffeln)
1 Teel. Weinsteinbackpulver
2 Eßl. Ahornsirup
1/2 Teel. Meersalz
200 g Sauerrahmbutter
Für den Belag:
750 g Heidelbeeren
2 g (2 Meßlöffel) Biobin
4 Eßl. Ahornsirup
100 g gehäutete Mandeln,
frisch gemahlen
Für die Form:
Öl und Dinkelbrösel (siehe Tip)

Braucht etwas Zeit

Zubereitungszeit: etwa 1 1/2 Std.

Bei 12 Stück pro Stück etwa:
1500 kJ/360 kcal
5 g EW · 19 g F · 33 g KH

1. Für den Teig den Ei-Ersatz mit 40 ml kaltem Wasser schaumig schlagen. Zur Seite stellen.

2. Das Dinkelmehl, die Speisestärke und das Backpulver vermengen. In die Mitte eine Mulde drücken. Den Ei-Ersatz, den Ahornsirup und das Salz hineingeben, die zerkleinerte Butter am Rand verteilen. Alles mit dem Knethaken des Handrührgerätes kräftig durchkneten. Den Teig in Folie wickeln und etwa 15 Minuten kühlen.

3. Die Heidelbeeren verlesen, waschen und abtropfen lassen.

4. 1/4 l Wasser mit den Heidelbeeren aufkochen. Das Biobin mit etwas Wasser anrühren und in die kochende Masse geben. Kurz aufkochen lassen, dann im kalten Wasserbad unter Rühren abkühlen lassen. Den Ahornsirup unterrühren, die Fruchtmasse pürieren.

5. Die Springform einfetten und mit Bröseln ausstreuen. Den Backofen auf 200° vorheizen.

6. Den Teig auf wenig Mehl ausrollen, in die Springform geben und einen Rand hochziehen. Die Mandeln über den Teig streuen, die Heidelbeermasse darauf streichen. Den Kuchen im heißen Ofen (Mitte) etwa 40 Minuten backen, bis er knusprig ist.

Gebackene Osterhasen

Zutaten für 6–8 Hasen:
800 g Dinkelmehl, fein gesiebt
4 Eßl. Sauerteig (Rezept Seite 52)
4 Eßl. Ahornsirup
100 g weiche Sauerrahmbutter
6–8 Rosinen für die Augen
12–16 gehäutete, ganze Mandeln
für die Pfoten
Für die Schablone:
Stabile Pappe
Für das Blech:
Öl und Pergamentpapier
Für die Arbeitsfläche: Dinkelmehl

Gut vorzubereiten

Zubereitungszeit: etwa 1 1/2 Std.

Bei 8 Hasen pro Stück:
2100 kJ/500 kcal
14 g EW · 20 g F · 69 g KH

1. Auf stabile Pappe einen Osterhasen zeichnen und ausschneiden.

2. Das Dinkelmehl mit 1/8 l Wasser und dem Sauerteig zu einem glatten Teig verrühren. Etwa 10 Minuten stehenlassen.

3. Dann nach und nach 1/4 l lauwarmes Wasser, den Ahornsirup und die weiche Butter dazugeben. Alles gut verkneten und etwa 30 Minuten ruhen lassen.

4. Den Backofen auf 175° vorheizen. Ein Backblech einfetten und mit Pergamentpapier auslegen.

5. Den Teig auf der bemehlten Arbeitsfläche etwa 1 cm dünn ausrollen und mit der Schablone 6–8 Hasen ausschneiden. Auf das Backblech legen und mit den Mandeln und den Rosinen verzieren.

6. Die Osterhasen im Backofen (Mitte) etwa 20 Minuten backen, bis sie goldbraun sind. Die fertigen Hasen abkühlen und nach Wunsch mit einem Schleifenband verzieren.

Im Bild oben: Heidelbeerkuchen
Im Bild unten: Gebackene Osterhasen

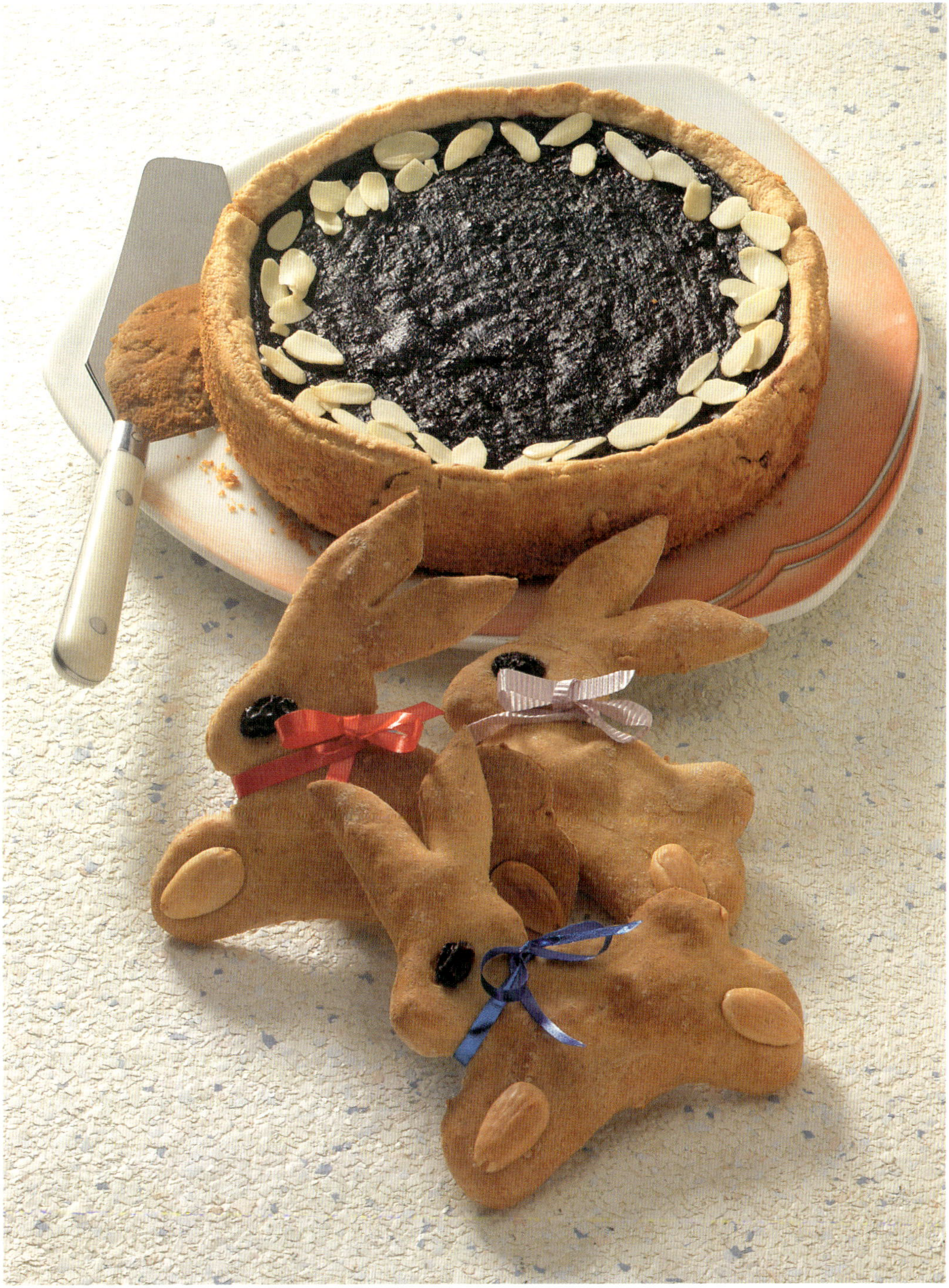

Sylter Ahorn-riegel

Zutaten für etwa 10 Riegel:
250 g Sauerrahmbutter
500 g Ahornsirup
100 g Sahne
4 Teel. Zimtpulver
250 g gehäutete Mandeln,
fein gemahlen
500 g Dinkelmehl
250 g Hirse, fein gemahlen
Für das Blech:
Öl und Pergamentpapier

Etwas teurer

Zubereitungszeit: etwa 1 Std.
(+ 24 Std. Ruhezeit)

Pro Riegel etwa:
3100 kJ/740 kcal
14 g EW · 46 g F · 79 g KH

1. Die Butter in einem Topf zerlassen und in eine Rührschüssel geben. Nach und nach den Ahornsirup, die Sahne, den Zimt, die Mandeln und die beiden Mehlsorten mit einem Handrührgerät unterrühren.

2. Die Masse etwa 24 Stunden zugedeckt bei Zimmertemperatur stehen lassen.

3. Den Backofen auf 180° vorheizen, ein Backblech einfetten und mit Pergament auslegen.

4. Den Teig mit einem angefeuchteten Löffel auf dem Blech gleichmäßig verteilen.

5. Den Teig im Ofen (Mitte) etwa 45 Minuten backen, bis er fest und gebräunt ist. Noch heiß

in etwa 10 Riegel schneiden. Die Riegel erkalten lassen und in einer Blechdose aufbewahren.

Maisgrieß-kuchen mit Mandeln

Zutaten für eine Springform
von 26 cm Ø:
20 g (4 Teel.) Ei-Ersatz
2 Eßl. Dattelmark (Rezept Seite 21)
50 g gehäutete Mandeln,
fein gemahlen
250 g Maisgrieß
1 Päckchen Weinsteinbackpulver
25 g (1 Meßlöffel) Milchersatz-pulver (Seite 11)
450 g Aprikosenmarmelade (Rezept Seite 21)
150 g Mandelblättchen
Für die Form: Öl

Gelingt leicht

Zubereitungszeit: etwa 2 Std.

Bei 12 Stück pro Stück etwa:
1300 kJ/310 kcal
7 g EW · 10 g F · 46 g KH

1. Den Ei-Ersatz mit 80 ml kaltem Wasser mischen und mit dem Pürierstab oder dem Handrührgerät schaumig schlagen. Das Dattelmark unterrühren.

2. Den Backofen auf 175° vorheizen. Die Form einfetten.

3. Die Mandeln, den Maisgrieß und das Backpulver mischen. Das Milchersatzpulver mit ¼ l kaltem Wasser verrühren.

4. Die Grießmischung und den Milchersatz abwechselnd unter den Ei-Ersatz rühren.

5. Den Teig in die Form füllen. Den Kuchen im Backofen (Mitte) etwa 1 Stunde backen, bis er fest und gebräunt ist.

6. Den Kuchen aus der Form lösen und erkalten lassen. Den Boden zweimal quer durchschneiden, mit Aprikosenmarmelade bestreichen und wieder zusammensetzen. Auf dem obersten Boden Aprikosenmarmelade verstreichen und mit Mandelblättchen verzieren.

Gedeckter Apfelkuchen

Zutaten für eine Springform
von 26 cm Ø:
Für den Teig:
450 g Dinkelmehl
1 Messerspitze Meersalz
1 Teel. Weinsteinbackpulver
180 g Ahornsirup
1 Teel. gemahlene Bourbon-Vanille (Reformhaus)
220 g Sauerrahmbutter
Für die Füllung:
500 g süße Äpfel
150 g gehäutete Mandeln,
fein gemahlen
100 g Ahornsirup
1 Teel. gemahlene Bourbon-Vanille (Reformhaus)
100 g ungeschwefelte Datteln
Für die Form: Fett
Für die Arbeitsfläche: Dinkelmehl

Braucht etwas Zeit

Zubereitungszeit: etwa 2 Std.

Bei 12 Stück pro Stück etwa:
1800 kJ/430 kcal
7 g EW · 23 g F · 46 g KH

1. Für den Teig das Mehl mit dem Salz und dem Backpulver auf der Arbeitsfläche mischen und in die Mitte eine Mulde drücken. Den Ahornsirup und die Vanille hineingeben, die Butter in Flöckchen auf dem Rand verteilen. Alle Zutaten zu einem glatten Teig verkneten. Sollte er zu fest sein, etwas Wasser dazugeben. Den Teig zu einer Kugel formen, in Folie packen und etwa 15 Minuten im Kühlschrank ruhen lassen.

2. Inzwischen für den Belag die Äpfel waschen, schälen und in kleine Stücke schneiden. In einer Rührschüssel mit den Mandeln, dem Ahornsirup und der Vanille gut vermischen.

3. Die Datteln halbieren, entkernen und kleinschneiden. Zu den Äpfeln geben.

4. Den Backofen auf 175° vorheizen und die Springform einfetten.

5. Die Hälfte des Teiges auf wenig Mehl dünn ausrollen und in der Größe der Form einen Deckel ausstechen. Die andere Hälfte in die Form geben, verteilen und einen Rand hochziehen. Die Füllung hineingeben und den Deckel auflegen. Den Deckel mit einer Gabel mehrmals einstechen.

6. Den Kuchen im Backofen (Mitte) etwa 40 Minuten backen, bis er schön gebräunt ist.

Tip!

Versuchen Sie den Kuchen einmal mit Birnen.

Ananas-Napf-kuchen mit Mandeln

Zutaten für eine Napfkuchenform
von 26 cm Ø:
15 g (3 Teel.) Ei-Ersatz
1 Ananas (etwa 800 g)
100 g gehäutete Mandeln,
fein gemahlen
200 g weiche Sauerrahmbutter
5 Eßl. Ahornsirup
Meersalz
100 g gehäutete Mandeln,
fein gehackt
250 g Dinkelmehl
1 Teel. Weinsteinbackpulver
Für die Form: Öl und Dinkelbrösel
(siehe Tip Seite 58)

Raffiniert

Zubereitungszeit: etwa 1½ Std.

Bei 12 Stück pro Stück etwa:
1200 kJ/290 kcal
4 g EW · 19 g F · 25 g KH

1. Den Ei-Ersatz mit 60 ml kaltem Wasser mischen und mit einem Pürierstab oder dem Handrührgerät schaumig schlagen. Zur Seite stellen.

2. Die Ananas sorgfältig schälen, vom harten Kern befreien und das Fruchtfleisch in kleine, gleichmäßig große Stücke schneiden. In einer Rührschüssel mit 50 g gemahlenen Mandeln bestreuen und vorsichtig vermischen. Zur Seite stellen.

3. Die weiche Butter in einer Rührschüssel mit einem Rührgerät schaumig schlagen. Den Ahornsirup, den Ei-Ersatz und etwa ¼ Teelöffel Salz abwechselnd dazugeben und gut miteinander vermischen. Zum Schluß die gehackten Mandeln unterrühren.

4. Das Mehl mit dem Backpulver vermischen und löffelweise unter ständigem Rühren zu der Butter-Mandelmasse geben. Die Ananasstücke ebenfalls unter den Teig ziehen.

5. Den Backofen auf 180° vorheizen. Eine Napfkuchenform einfetten und mit den Bröseln ausstreuen.

6. Den Teig in die Form füllen und im Ofen (Mitte) etwa 1¼ Stunden backen, bis er fest ist. Den fertigen Kuchen auf einen Küchendraht stürzen und auskühlen lassen. Vor dem Servieren mit den übrigen gemahlenen Mandeln bestäuben.

Zum Gebrauch

Damit Sie Rezepte mit bestimmten Zutaten noch schneller finden können, stehen in diesem Register zusätzlich auch beliebte Zutaten wie Avocado und Mango – ebenfalls alphabetisch geordnet – über den entsprechenden Rezepten.

IMPRESSUM

Umschlag-Vorderseite: Das Rezept für Gemüse-Kartoffel-Eintopf finden Sie auf Seite 37.

Wichtiger Hinweis

Die Rezepte und Ratschläge in diesem Buch stammen von Fachleuten und sind erprobt. Die medizinische Forschung auf diesem Gebiet ist jedoch nicht abgeschlossen, und zu Einzelfragen werden auch von namhaften Wissenschaftlern abweichende Meinungen vertreten. Darüber hinaus reagiert jeder Organismus anders. Deshalb darf eine bestimmte Ernährung – beispielsweise zur Behandlung von Neurodermitis – ebenso wie die Einnahme eines bestimmten Medikamentes nicht ohne Rücksprache mit dem Hausarzt durchgeführt werden – informieren Sie sich bitte bei ihm.

2. Auflage 1994
© Gräfe und Unzer Verlag GmbH München
Alle Rechte vorbehalten. Nachdruck, auch auszugsweise, sowie Verbreitung durch Film, Funk und Fernsehen, durch fotomechanische Wiedergabe, Tonträger und Datenverarbeitungssysteme jeder Art nur mit schriftlicher Genehmigung des Verlages.

Redaktion: Cornelia Schinharl
Herstellung: Peter Pleischl
Layout: Ludwig Kaiser
Fotos: Georg M. Wunsch
Umschlaggestaltung:
Heinz Kraxenberger
Satz: OK Satz GmbH, Unterschleißheim
Reproduktion: Artilitho, Trento
Druck: Appl, Wemding
Bindung: Sellier, Freising

ISBN 3-7742-1882-X

Sigrid Prusko

ist seit 1989 als Fachberaterin für Umwelt, Gesundheit und Ernährung in ihrer eigenen Beratungsstelle tätig. Mit Neurodermitis wurde sie durch die Erkrankung ihrer Tochter zum ersten Mal konfrontiert und gründete daraufhin eine Selbsthilfegruppe. Sie gibt Kochkurse an Volkshochschulen und Familienbildungsstätten und hat eine Beratungsstelle für Neurodermitis-Kranke in Hannover.

Dr. med. Lidia Libal

studierte an der Medizinischen Hochschule Temeschburg, wo sie 1981 promovierte. Heute ist sie Ärztin der Allgemeinmedizin mit Richtung Naturheilverfahren und hat viel mit Neurodermitis-Kranken zu tun. Sie lebt in Hannover und arbeitet in ihrer eigenen Praxis eng mit Frau Prusko zusammen.